Arbeitsgruppe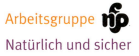
Natürlich und sicher

Arbeitsgruppe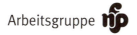

Natürlich und sicher

- Auf den eigenen Körper hören
- Sichere Empfängnisregelung ohne Nebenwirkungen
- Mit dem richtigen Timing zum Wunschkind

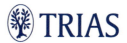

Sanft und ohne Nebenwirkungen

Vorwort 9

Einführung

Was ist Natürliche Familienplanung? 13
Bewusst fruchtbar sein 16
Gesund, partnerschaftlich und sicher 17
Körpersignale besser kennen lernen 19
Ein neuer Weg zu zweit 20
Schwanger werden mit NFP 21
Zur Geschichte der natürlichen Methoden 21

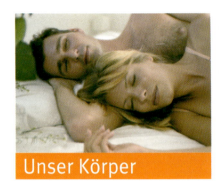

Unser Körper

Fruchtbarkeit bei Frauen und Männern 25
Gemeinsame Fruchtbarkeit 26
Die weiblichen Geschlechtsorgane 27
Die männlichen Geschlechtsorgane 29
Der weibliche Zyklus 30
▪ Die Phase vor dem Eisprung 30
▪ Die Phase nach dem Eisprung 32
Befruchtung, Einnistung und Schwangerschaft 33
Der Weg der Samenzellen im weiblichen Körper 34
Zyklusformen im Leben einer Frau 36
Vom Mädchen zur Frau 37
Die erste Zyklusphase 39
Die zweite Zyklusphase 41
Verkürzte Gelbkörperphase 42
Monophasische Zyklen 42

Inhalt

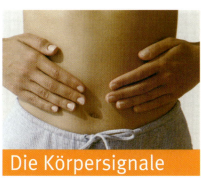

Die Körpersignale

Körperzeichen beobachten und deuten 45
Das Zyklusblatt 47
Die Blutung 47
Der Zervixschleim 49
▪ Wie wird der Zervixschleim beobachtet? 49
▪ Aussehen des Zervixschleims 50
▪ Wie verändert sich der Zervixschleim im Laufe eines Zyklus? 52
▪ Eintragung ins Zyklusblatt 54
▪ Der Höhepunkt des Schleimsymptoms 56
Die Temperatur 58
▪ Wie wird gemessen? 60
▪ Wie wird die Temperatur abgelesen und eingetragen? 61
▪ Besonderheiten bei der Verwendung von Digitalthermometern 62
▪ Störungen und Besonderheiten 64

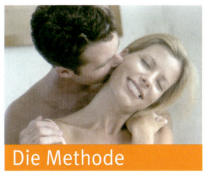

Die Methode

Wie funktioniert die symptothermale Methode? 71
Die unfruchtbare Phase nach dem Eisprung 72
▪ Wie wird der Temperaturanstieg im laufenden Zyklus ermittelt? 73
▪ Wie wird der Höhepunkt des Schleimsymptoms ausgewertet? 75
▪ Beginn der unfruchtbaren Phase nach dem Eisprung 77
▪ Eintragung ins Zyklusblatt 79
Die unfruchtbare Phase am Zyklusanfang 80
▪ Die Minus-8-Regel 80
▪ Für NFP-Einsteiger: Die 5-Tage-Regel 85
▪ Sonderregel bei vorliegendem Menstruationskalender: die Minus-20-Regel 87
Veränderungen des Gebärmutterhalses 90
▪ Selbstuntersuchung 90
▪ Eintragung ins Zyklusblatt 93
▪ Auswertung der Selbstuntersuchung 94

5

Sanft und ohne Nebenwirkungen

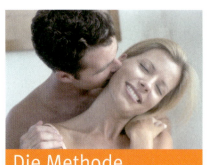

Die Methode

Andere Zeichen im Zyklus	95
▪ Brustsymptom	95
▪ Mittelschmerz	95
▪ Zwischenblutung	96
▪ Weitere Zeichen	97
▪ Veränderungen der Libido	97
Die Sicherheit der Methode	98
▪ Wie wird die Sicherheit einer Familienplanungsmethode gemessen?	98
▪ Wie sicher ist die symptothermale Methode bei richtiger Anwendung?	99
▪ Welche Faktoren beeinflussen die Sicherheit?	100
▪ Wie unterscheidet sich die symptothermale Methode von anderen natürlichen Methoden?	102

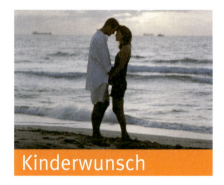

Kinderwunsch

Die NFP kann helfen, schwanger zu werden	**105**
Wie schnell kann ich mit einer Schwangerschaft rechnen?	106
Wann besteht die größte Chance auf eine Schwangerschaft?	107
Sex: wie oft?	108
Kinderwunsch und unregelmäßige Zyklen	108
Feststellen einer Schwangerschaft	111
Berechnen des voraussichtlichen Geburtstermins	111

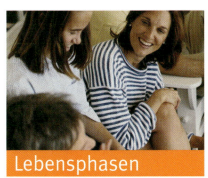

Lebensphasen

Absetzen der Pille, Stillzeit, Wechseljahre 115
NFP nach Absetzen der Pille 116
Methodenregeln nach Absetzen der Pille 118
NFP in der Stillzeit 120
Fruchtbarkeit nach der Geburt und in der Stillzeit 120
Beobachtung der Körperzeichen in der Stillzeit 122
- Temperatur 122
- Zervixschleim 122
- Blutungen 124
- Eintragungen ins Zyklusblatt 124
Bestimmung der fruchtbaren und unfruchtbaren Zeit nach der Entbindung 125
- Für die nicht- oder teilstillende Frau gilt 125
- Für die vollstillende Frau gilt 125
- Auswertung des Zervixschleims 125
- Sonderregel: Grundmuster der Unfruchtbarkeit 127
- Blutungen 128
- Auswertung des Gebärmutterhalses 128
- Auswertung der 1. Temperaturhochlage und Beginn der unfruchtbaren Zeit in doppelter Kontrolle 129
LAM – stillbedingtes Ausbleiben der Regelblutung 129
NFP in den Wechseljahren 132
Subjektive Anzeichen der Wechseljahre 132
Rückgang der Fruchtbarkeit in den Wechseljahren 134
Objektive Veränderungen der Körperzeichen in den Wechseljahren 135
Methodenregeln in den Wechseljahren 137
- Alleinige Zervixschleimauswertung 137
- Auswertung bei Blutungen 140
- Auswertung des Gebärmutterhalses 140
- Eintragung ins Zyklusblatt 141

Sanft und ohne Nebenwirkungen

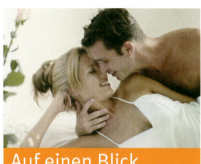

Auf einen Blick

**Zusammenfassung der
NFP-Methode**   143
Die Schleimbeobachtung und ihre
Auswertung   144
- Empfinden/Fühlen am
  Scheideneingang   144
- Aussehen des Schleims   144
- Beobachtungen   145
- Eintragung ins Zyklusblatt   145
- Regel: Höhepunkt des
  Schleimsymptoms   145

Die Temperaturmessung   146
- Messdauer   146
- Mögliche Störfaktoren   146
- Auswertung der Temperatur-
  kurve   147

Die Bestimmung der unfruchtbaren
Zeit nach dem Eisprung   148
Die Bestimmung der unfruchtbaren
Zeit am Zyklusanfang   148
- Eintragung ins Zyklusblatt   150

Selbstuntersuchung des
Gebärmutterhalses   150
- Eintragung ins Zyklusblatt   151
- Auswertung   151

Kinderwunsch und Erkennen einer
Schwangerschaft   151

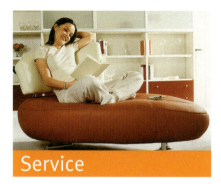

Service

**Weiterführende
Informationen für Sie**   153
Wie kann man NFP erlernen?   153
Adressen   153
Glossar   155
Kopiervorlage   157
Literaturtipps   158
Stichwortverzeichnis   159
Impressum   164

Vorwort zur Neuauflage

Seit dem ersten Erscheinen des Leitfadens vor nunmehr fast zwanzig Jahren hat sich einiges getan. In ärztlichen Praxen ist der Leitfaden „Natürlich und sicher" zu einer Standardempfehlung für alle an einer natürlichen Methode Interessierten geworden. Im Internet finden sich viele, teilweise durch persönliche Berichte ergänzte Informationen rund um die NFP. Und selbst in der Ausbildung von Ärzten und Ärztinnen hat die NFP an verschiedenen Universitäten ihren Platz in den Vorlesungen zu Fragen der Familienplanung und Verhütung gefunden.

Doch auch neue Erkenntnisse zum Zyklusverhalten nach Absetzen der Pille, in der Stillzeit und in den Wechseljahren sind hinzugekommen und haben das für die NFP Anwendung notwendige Wissen um wichtige und alltagsrelevante Details erweitert. Interessanterweise hat es im Methodenteil, also dort, wo es um die konkrete Auswertung der beobachteten Zyklen geht, keine gravierenden Veränderungen gegeben und die in diesem Buch dargestellte Methode selbst musste seit dem ersten Erscheinen dieses Buches so gut wie gar nicht verändert werden.

Auch die bereits vor 20 Jahren konstatierte hohe Sicherheit hat sich bestätigt. NFP – die richtige Anwendung vorausgesetzt – gehört heute mit ihrer Methodensicherheit von über 99 % zu den zuverlässigsten Methoden überhaupt. Dass vor allem diese Aussage zur Sicherheit möglich ist und ein derart enormer Wissenszuwachs zum Zyklusverhalten verzeichnet werden kann, verdankt die NFP den bundesweit tätigen NFP-Beratern und -Beraterinnen und den von ihnen beratenen Frauen und Paare. Sie haben in den letzten 20 Jahren über 30.000 Zyklusaufzeichnungen dem NFP Studienzentrum an der Universität Düsseldorf unter Leitung von Prof. Günter Freundl zur wissenschaftlichen Aufbereitung und Auswertung zur Verfügung gestellt.

Der Leitfaden hat auch international viel Anklang gefunden und liegt heute in viele Sprachen vor, unter anderem in Albanisch, Niederländisch, Ungarisch, Lettisch, Italienisch, Polnisch und Slowenisch. Weitere Übersetzungen sind in Vorbereitung. Nicht zuletzt gilt unser besonderer Dank den Ärzten Dr. Siegfried Baur, Dr. Petra Frank-Herrmann, Dr. Elisabeth Raith-Paula und Dr. Ursula Sottong, die wiederum, wie schon bei den letzten Neuauflagen, die Bearbeitung dieses Leitfadens übernommen haben, Wir denken, dass es ihnen gelungen ist, Frauen und Paaren mehr Wissen über ihren Köper, ihre gemeinsame Fruchtbarkeit und die Möglichkeiten der Einflussnahme mit auf den Weg zu geben und ihnen so eine sichere Anwendung der NFP zu ermöglichen.

Die Herausgeber Köln, im Oktober 2005

Vorwort zur 1. Auflage

Dieses Buch will über die Natürliche Familienplanung (NFP) informieren. Für viele Paare ist die NFP eine Methode der Empfängnisregelung, die manche Probleme besser löst als die anderen uns bekannten Methoden.

Das Bundesministerium für Jugend, Familie, Frauen und Gesundheit fördert ein Modellprojekt mit dem Ziel, die natürlichen Methoden der Empfängnisregelung wissenschaftlich zu überprüfen und Materialien für ihre Vermittlung zu erstellen. Die Ergebnisse dieser Untersuchung werden in etwa einem Jahr vorliegen.

Autoren dieses Buches sind die Ärztinnen Dr. Petra Frank, Dr. Elisabeth Raith-Paula, Jutta Sadlik und Dr. Ursula Sottong, sowie die Pädagogen Astrid Both, Brigitte Hrabé-Lorenz, Günter Lorenz und Dipl.-Psych. Notker Klann. Die Redaktion hatte Astrid Both.

Die sachliche Richtigkeit der dargestellten Inhalte wird von folgenden Fachleuten gewährleistet:

Dr. med. Siegfried Baur,
Oberarzt der Ersten Universitäts-
frauenklinik München

Professor Dr. med. Gerhard Döring,
Gynäkologe,
Universität München

Professor Dr. Xaver Fiederle,
Pädagogische Hochschule Freiburg
(Spezialgebiet: Didaktik/Methodik)

Professor Dr. med. Günter Freundl,
Chefarzt der gynäkologischen Abteilung
des Städtischen Krankenhauses
Düsseldorf-Benrath

Priv.-Doz. Dr. Kurt Hahlweg,
Diplom-Psychologe,
Max-Planck-Institut für Psychiatrie
München
(Spezialgebiet: Partnerschafts-
forschung)

Die Verfasser und der Herausgeber wurden durch die grafische Beratung und Mitarbeit von Heidi Anzenhofer, Dipl.-Designer (FH), Hans Heitmann, Dipl.-Designer (FH), und Ludger Elfgen unterstützt.

Einen besonderen Dank verdienen nachfolgende Mediziner: Dr. Anna Flynn, Dr. Claude Lanctôt und Dr. Josef Rötzer. Sie haben ihre fachlichen Ratschläge und ihre langjährige Erfahrung auf dem Gebiet der NFP den Autoren zur Verfügung gestellt.

Ein weiterer Dank gilt: Ulrike Ballhausen, Augustinus Henckel-Donnersmarck, Manfred Herold, Franz Herzog, Vinzenz Platz, Ludwig Schöller und Anton Schütz für die Unterstützung der Arbeit.

Vorwort

Ganz besonders soll den Multiplikatoren für die Natürliche Familienplanung (NFP-Berater) gedankt werden, ohne deren Mitarbeit die Erarbeitung und wiederholte Neufassung der Manuskripte nicht möglich gewesen wäre, sowie Brigitte Aßhauer. Silvia Heil und Felicitas Weich, die in bewundernswerter Geduld alle Manuskripte bis zur Fertigstellung dieses Buches geschrieben haben.

Es bleibt die Hoffnung, dass dieses Buch ein Beitrag ist, den Wissensstand um die natürlichen Methoden der Empfängnisregelung zu verbessern und dass es interessierten Personen einen Anstoß gibt, sich mehr mit dieser Form der Familienplanung auseinanderzusetzen.

Die Verfasser   Bonn, im Februar 1987

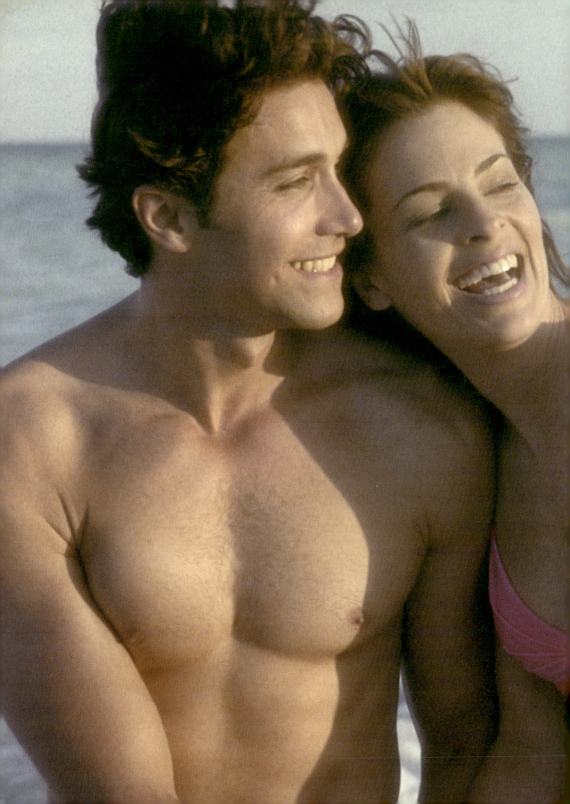

Was ist Natürliche Familienplanung?

Natürliche Familienplanung (NFP) ist mehr als eine sichere Methode der Empfängnisregelung. NFP ermöglicht eine intensivere Körperwahrnehmung, erschließt den Zugang zur eigenen Fruchtbarkeit, verhilft zu einem besseren Zyklusverständnis, ist frei von gesundheitlichen Nebenwirkungen und unterstützt den Kinderwunsch. NFP ist eine Familienplanungsmethode, die den partnerschaftlichen Aspekt betont und in allen Lebensphasen und Alltagssituationen anwendbar ist.

1 Einführung

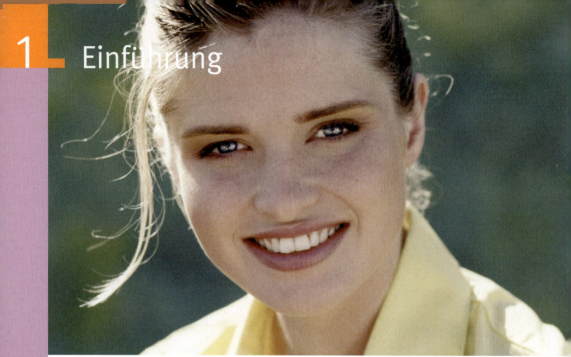

In den letzten 20 Jahren hat sich auch die klassische Medizin für viele natürliche und alternative Heilverfahren geöffnet und ihre Angebotspalette dem neu erwachten Gesundheitsbewusstsein in der Bevölkerung angepasst. Dabei steht neben dem Vertrauen auf die heilenden Kräfte der Natur vor allem die intensive Wahrnehmung von Körpersignalen und das Hinhören auf den eigenen Körper stärker im Vordergrund.

Mit der NFP können Sie im Einklang mit sich selbst und Ihrem Körper leben.

Vor allem Frauen sind an den alternativen Angeboten interessiert. Das mag daran liegen, dass sie durch das Erleben der natürlicherweise vorgegebenen zyklischen Vorgänge, durch Monatsblutung, Schwangerschaft und Geburt immer wieder neu auf ihren Körper verwiesen werden und daher nach Wegen suchen, im Einklang mit sich selbst und ihrem Körper zu leben. Doch nach und nach öffnen sich auch Männer diesem neuen Verständnis von einem anderen Umgang mit den eigenen, natürlichen Ressourcen und wollen mehr über die verschiedenen Möglichkeiten erfahren.

Einführung

Da ist es nur verständlich, dass immer mehr Frauen und Männer nach einer Empfängnisregelung suchen, die gesund, sicher und natürlich ist und die es ihnen ermöglicht, ihre Fruchtbarkeit bewusst zu gestalten.

Hinzu kommt, dass sich langsam aber stetig die Erkenntnis durchsetzt, dass Gleichberechtigung nicht erst bei der Bewältigung von Alltagsaufgaben anfängt, sondern sich bereits in der Gestaltung von Sexualität und Partnerschaft entscheidet. Hier eröffnet die Natürliche Familienplanung, kurz NFP genannt, ein Feld, das es Frauen und Männern ermöglicht, ihre Fruchtbarkeit zu verstehen, bewusst zu gestalten und vor allem gemeinsam zu verantworten.

Die NFP ist eine partnerschaftliche Methode.

WISSEN

NFP ist mehr als »Verhütung«

▪ NFP öffnet Ihre Augen, Ohren und alle Sinne für den eigenen Körper und macht Sie mit der leisen Sprache Ihres Körpers vertraut.

▪ NFP ermöglicht ein besseres Verständnis des eigenen Zyklus und gibt hilfreiche Zusatzinformationen bei vermeintlichen Zyklusstörungen. Dadurch werden Fehlinformationen korrigiert und vermeintliche Krankheitsaspekte relativiert.

▪ NFP eröffnet ein neues Bewusstsein für Fruchtbarkeit (»Fertility Awareness«) und verbindet wie selbstverständlich das Erleben von Fruchtbarkeit mit den unterschiedlichen Lebensäußerungen. Das macht die NFP auch für junge Mädchen und Frauen, die nicht in einer Partnerschaft leben, interessant.

▪ NFP unterstützt Frauen und Paare in ihrem Kinderwunsch und gibt hilfreiche diagnostische Hinweise, wenn der Kinderwunsch sich nicht sofort realisieren lässt.

▪ Und schließlich erlaubt NFP eine sichere Empfängnisregelung, so dass eine Schwangerschaft bewusst vermieden werden kann.

1 Einführung

Das Erlernen von und die Beschäftigung mit der NFP führen wie selbstverständlich zu fundierteren Kenntnissen der biologischen Strukturen und physiologischen Vorgänge im menschlichen Körper, zu einem tieferen Verständnis für die verschiedenen Einflüsse und Störmöglichkeiten und zu der notwendigen Offenheit, um der Natur den ihr nötigen Raum zu geben und sie durch die eigene Lebensweise nachhaltig zu unterstützen.

Vielleicht ist es gerade diese Mischung aus Teilhabe an der Natur und Wissenszuwachs, gepaart mit der Möglichkeit mehr über die eigene Fruchtbarkeit konkret und am eigenen Körper zu erfahren, die auch bei Ihnen das Interesse an der Natürlichen Familienplanung geweckt hat.

Vielleicht ist es aber auch dieser »Mehr-Wert«, den Sie mit den für die NFP Anwendung notwendigen Fähigkeiten erwerben, der Sie für die NFP begeistert (siehe Kasten S. 15).

Bewusst fruchtbar sein

NFP ist eine symptothermale Methode

NFP ist eine Methode, die auf der Beobachtung von körperlichen Veränderungen im Laufe des Zyklus aufbaut und die es Ihnen so ermöglicht, die fruchtbaren und unfruchtbaren Tage im Zyklus zu bestimmen. So können Sie feststellen, wann Verkehr zu einer Schwangerschaft führen kann und wann nicht, und sich entsprechend verhalten.

Die wichtigsten Körperzeichen, auf die sich die in diesem Buch dargestellte Methode stützt, sind die Veränderungen des Zervixschleims (sympto-) und die Veränderung der Körpertemperatur (-thermal). Deshalb wird sie auch symptothermale Methode genannt.

Für viele Frauen, die mit der Beobachtung ihrer zyklisch auftretenden körperlichen Veränderungen beginnen, erscheint es zunächst kaum vorstellbar, dass sie wirklich

Gesund, partnerschaftlich und sicher

fähig sein sollen, ihre eigene Fruchtbarkeit an Hand von Körperzeichen präzise zu bestimmen, sozusagen ihre Körpersprache zu erlernen. Doch warum eigentlich nicht?

Viele Körpersignale wie Hunger, Durst, Müdigkeit nehmen wir tagtäglich wie selbstverständlich wahr. Wegen ihrer Lebensnotwendigkeit sind sie von solcher Intensität, dass sie von uns nicht unbemerkt bleiben können und förmlich eine entsprechende Reaktion erfordern.

Andere Signale sind uns nicht so ohne weiteres bewusst, wenn wir nicht gelernt haben, auf sie zu achten. So z. B. die regelmäßig wiederkehrenden Veränderungen im Körper der Frau. Da diese Signale sich nur sehr leise melden, werden sie von vielen Frauen weder registriert noch in ihrer Bedeutung mit der Fruchtbarkeit in Zusammenhang gebracht.

Das Vertrautwerden mit den zyklischen Abläufen durch die NFP erschließt den Frauen dann viele körperliche und seelische Veränderungen, die mit dem Zyklus und der Fruchtbarkeit im Zusammenhang stehen. Sie lernen, sie besser zu verstehen und bewusst wahrzunehmen.

Sie lernen die Körperzeichen, die auf fruchtbare bzw. unfruchtbare Tage hindeuten, kennen.

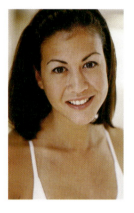

▲ Fruchtbarkeit wird erlebbar und Teil Ihres Lebens.

Gesund, partnerschaftlich und sicher

Untersuchungen zu den Gründen für die Wahl einer Methode zeigen, dass in der Regel vor allem folgende Faktoren von Bedeutung sind: Sicherheit, Nebenwirkungsfreiheit und Partnerschaftlichkeit. Trotz der Methodenvielfalt aber ist etwa jede dritte Frau mit ihrer momentanen Familienplanungsmethode mehr oder weniger unzufrieden. Dafür gibt es eine Reihe von Gründen. Hierzu zählen unter anderem Angst vor erwarteten und tatsächlichen Nebenwirkungen, zu umständliche Anwendung, Gefühlsbeeinträchtigung und mangelnde Partnerschaftlichkeit.

1 Einführung

Das heißt, dass die Entscheidung für eine bestimmte Form der Familienplanung eben mehr ist als eine »reine« Methodenwahl. Jede Frau und jeder Mann setzen dabei ihre eigenen Akzente, zunächst für sich und dann gemeinsam als Paar.

Die NFP ist frei von gesundheitlichen Nebenwirkungen.

Gesundheit. Gesundheit ist ein hohes Gut. Niemand möchte seinem Körper unnötig schaden oder ihn vermeidbaren Belastungen aussetzen. Das reicht von medizinischen Untersuchungs- und Behandlungsmethoden über Baustoffe mit Unbedenklichkeitsprüfung bis hin zu mangelnder Bewegung und Ernährung. Die Forderung nach Nebenwirkungsfreiheit und Naturbelassenheit ist in aller Munde. Da ist NFP eine echte Alternative im Bereich der Empfängnisregelung, die garantiert gesund und nebenwirkungsfrei ist.

Partnerschaft. Familienplanung ist bis heute noch überwiegend Frauensache. Kaum ein Paar, bei dem der Mann allein verantwortlich ist für diesen Bereich. Gerade jüngere Frauen erwarten hier von ihren Partnern ein stärkeres Engagement und fordern mehr Verantwortung ein. Gemeinsame Fruchtbarkeit kann nicht allein, sondern immer nur zu zweit gestaltet werden. Da liefert die NFP das notwendige Know-how und die richtigen Argumente. Ein weiteres Plus für die NFP.

NFP ist sicher.

Sicherheit. Was nützt der größte Aufwand, wenn am Ende das Ergebnis nicht stimmt. Daher ist eine der wesentlichen Forderungen an jede Familienplanungsmethode eine größtmögliche Sicherheit. Die NFP, die in diesem Buch dargestellt wird, ist in den letzten 20 Jahren eingehend wissenschaftlich untersucht worden. Dabei hat sich gezeigt, dass die hier dargestellte NFP-Methode zu den sichersten Familienplanungsmethoden gehört, vorausgesetzt, sie wird richtig erlernt und konsequent angewandt (siehe S. 98). – Noch ein Plus.

Körpersignale besser kennen lernen

Voraussetzung für die sichere Anwendung der NFP ist nicht nur ein angemessenes Wissen um die biologischen Gegebenheiten und die natürlichen Abläufe im Körper von Mann und Frau, sondern auch eine Lernphase, um in der Selbstbeobachtung und Auswertung der Körpersignale sicher zu werden.

Durch unsere moderne Umwelt sind wir heute nicht mehr gewohnt, unseren Körper bewusst wahrzunehmen. Nehmen Sie sich deshalb Zeit, um sich mit der Methode und der persönlichen Körperbeobachtung vertraut zu machen und Ihren Körper in seinen vielfältigen Äußerungen besser zu verstehen. Lassen Sie sich auf die unterschiedlichen Er-

---

INFO

Wo Sie Beratung und Unterstützung finden

In diesem Buch werden die Grundlagen der Methode zwar ausreichend dargelegt, aber vielleicht genügt Ihnen das allein nicht. Wenn Sie gerne von jemandem in die Methode eingeführt werden und sich persönlich beraten lassen möchten, der NFP selbst praktiziert und eine entsprechende Ausbildung durchlaufen hat, dann wenden Sie sich an

Malteser Arbeitsgruppe NFP
Kalker Hauptstraße 22–24
51103 Köln
Telefon: 02 21/98 22–5 91
Fax: 02 21/98 22–5 89
E-Mail: nfp@malteser.de
oder besuchen die NFP-Website: www.nfp-online.de

Dort finden Sie die Adressen von ausgebildeten NFP-Beraterinnen und -Beratern in Ihrer Nähe, Literaturtipps, aktuelle Informationen rund um die NFP und Kurstermine. Grundlage der NFP-Kurse ist dieser Leitfaden und das dazugehörige Arbeitsheft »Natürlich und sicher«, das unter anderem auch weitere Zyklusblätter für Ihre eigenen Aufzeichnungen enthält.

1 Einführung

fahrungen ein und vertrauen Sie Ihrem Gefühl. Und vor allem: trauen Sie sich nachzufragen, wenn Sie Probleme oder Verständnisschwierigkeiten haben.

Ein neuer Weg zu zweit

Mit dem Einstieg in die NFP und dem Erleben der eigenen Fruchtbarkeit öffnen sich für viele Frauen, aber auch Männer neue Erfahrungs- und Erlebnisräume. Plötzlich werden Beobachtungen und Körperberührungen notwendig, die neu und manchmal auch ungewohnt sind. Die eigene Fruchtbarkeit wird – vielleicht zum ersten Mal – bewusst erlebt, Gespräche über »wollen wir, können wir?« werden notwendig und bestimmen den Alltag mit.

Das kann für manche Paare zu einer Herausforderung werden. Denn NFP orientiert sich nicht an den jeweiligen Wünschen der Partner, sondern unterliegt den gegebenen natürlichen Gesetzmäßigkeiten der Fruchtbarkeit.

Wie die fruchtbare Zeit dann gestaltet wird, ist unterschiedlich und vielfältig. Es gibt kein allgemeingültiges Rezept. Jedes Paar muss seinen eigenen Weg suchen und finden.

Nicht selten kommt es zu einer Akzentverschiebung im Zusammenleben und in der gelebten Sexualität. Der Wunsch, sich gerade auch in dieser Zeit etwas Gutes zu tun und besonders viel Nähe zu erleben, lässt beide Partner im Miteinander erfinderisch werden. Gerade die Palette der körperlichen Zärtlichkeit kann erweitert und intensiver erfahrbar werden.

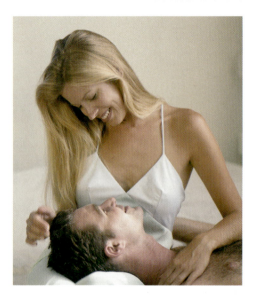

▲ Wer sich für die NFP entscheidet, begibt sich auf eine Entdeckungsreise für zwei Personen. Vielleicht liegt gerade darin ein großer Reiz für die Partnerschaft.

Zur Geschichte der natürlichen Methoden

Schwanger werden mit NFP

In den letzten Jahren hat die Kinderwunschberatung innerhalb der Medizin zunehmend an Bedeutung gewonnen. Nicht nur das richtige Timing, sondern auch die Sorge um einen intakten normalen Zyklus und die Chancen für eine baldige Schwangerschaft gehört dabei zu den Fragen, die in der Sprechstunde besprochen werden.

Hier hat zwischenzeitlich auch die NFP ihren Platz gefunden, fördert sie doch das notwendige Fruchtbarkeitsbewusstsein, vermittelt die entsprechenden Kenntnisse über die biologischen Gegebenheiten bei der Entstehung einer Schwangerschaft und bietet die Chance, eine Schwangerschaft gezielt anzustreben (siehe S. 105).

NFP unterstützt Frauen mit Kinderwunsch

Damit ist NFP nicht nur eine Methode, die hilft, bewusst Schwangerschaften zu vermeiden, sondern auch, den – manchmal lange gehegten – Kinderwunsch zu erfüllen.

Zur Geschichte der natürlichen Methoden

Die Vorstellungen über die zyklische Fruchtbarkeit der Frau sind schon sehr alt. Erste Aufzeichnungen finden sich bereits bei den berühmten Philosophen der Antike und im jüdischen Schriftgut.

Bereits die Philosophen der Antike beschäftigten sich mit Fragen der Fruchtbarkeit

Kalendermethode. Die ersten wissenschaftlichen Erkenntnisse über die fruchtbare Zeit gehen auf die Gynäkologen Ogino (Japan) und Knaus (Österreich) zurück, die in den 30er-Jahren des 20. Jahrhunderts unabhängig voneinander herausfanden, dass der Eisprung 12 bis 16 Tage vor der nächsten Regelblutung stattfindet. Die von ihnen aufgestellten Regeln bestimmten die unfruchtbaren Tage aufgrund vorausgegangener Zykluslängen (Kalendermethode). Diese Methode ist jedoch so unzuverlässig, dass sie heute nicht mehr empfohlen wird.

21

1 Einführung

Temperaturmethode. Die wesentlich zuverlässigere Temperaturmethode beruht auf den Veränderungen der Körpertemperatur im Zyklus der Frau. Zusammenhänge zwischen Temperatur und Eisprung wurden erstmals von dem Holländer Van de Velde vermutet. Der erste, der empfahl, diese Veränderungen für die Familienplanung zu nutzen, war um 1935 der deutsche Pfarrer Wilhelm Hillebrand. 1954 veröffentlichte der deutsche Gynäkologe Gerhard Döring einen kurzen, allgemein verständlichen Leitfaden zur Temperaturmethode und machte sie damit weiten Kreisen bekannt.

Ovulationsmethode. Die Ovulations- oder Zervixschleimmethode, die der australische Neurologe John Billings um 1960 entwickelte, basiert auf der alleinigen Selbstbeobachtung des Zervixschleims. Sie gilt für unsere heutigen Sicherheitsansprüche als zu unzuverlässig. Deshalb wird auch von ihrer alleinigen Anwendung abgeraten.

Symptothermale Methode. Die symptothermale Methode verbindet die Beobachtungen von Körpertemperatur und Zervixschleim. Sie wurde erstmals 1965 von dem österreichischen Arzt Josef Rötzer veröffentlicht. 1981 wurde in Deutschland die Arbeitsgruppe NFP gegründet. Diese hat in einem vom Bundesfamilienministerium geförderten Modellprojekt in den Jahren 1984 bis 1991 die Grundlagen für die heute in Deutschland angebotene und in diesem Buch dargestellte symptothermale Methode erarbeitet. Die medizinische wie die pädagogisch-psychologische Begleitung des Modellprojekts wurde durch eine interdisziplinäre wissenschaftliche Arbeitsgruppe abgesichert, die verschiedenen Universitäten, schwerpunktmäßig der Universität Düsseldorf, angegliedert war.

Zur Geschichte der natürlichen Methoden

In die Methode der Arbeitsgruppe NFP fließen Bestandteile anderer natürlicher Methoden ein, die mit Namen von NFP-Pionieren wie Döring, Rötzer, Billings, Thyma und Flynn verbunden sind. Die Arbeitsgruppe NFP verfügt heute über ein bundesweites Netz von NFP-Beratern und Beraterinnen und hat ihren Sitz bei den Maltesern in Köln (siehe S. 19).

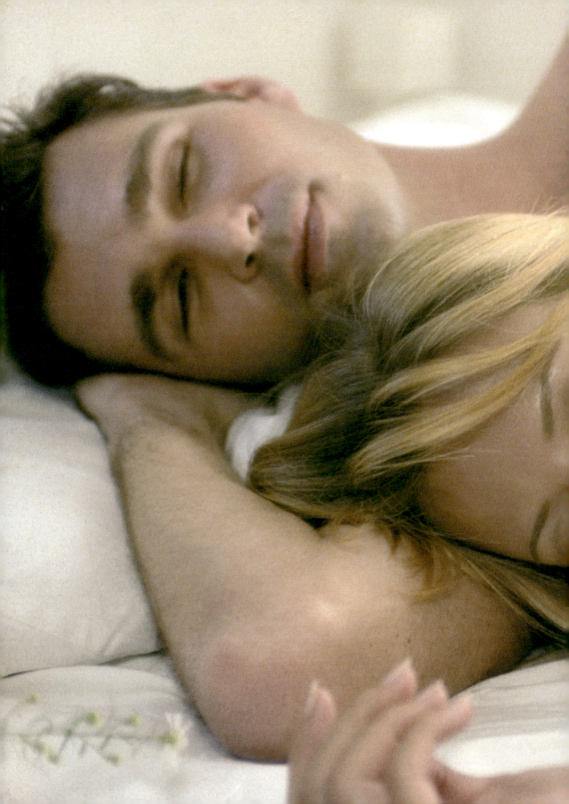

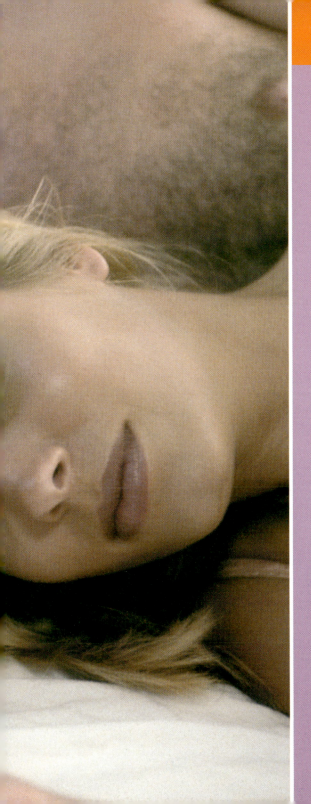

2

Fruchtbarkeit bei Frauen und Männern

In jedem Zyklus reift im weiblichen Körper eine befruchtungsfähige Eizelle heran und wird vom Eierstock freigegeben. Diese Eizelle ist höchstens 12 bis 18 Stunden befruchtungsfähig. Trifft sie in dieser Zeit auf keine befruchtungsfähige Samenzelle, so geht sie zugrunde. Die Samenzellen des Mannes können unter optimalen Bedingungen und bei Vorliegen von Zervixschleim drei bis fünf Tage befruchtungsfähig im Körper der Frau überleben und auf den Eisprung warten.

2 Unser Körper

Für die Anwendung der NFP ist es zunächst wichtig, die mit der Fruchtbarkeit zusammenhängenden Abläufe im eigenen Körper zu verstehen und zu wissen, was im Körper von Mann und Frau geschieht.

Das Zusammentreffen von Ei- und Samenzelle und eine Befruchtung sind nur an bestimmten Tagen im Zyklus einer Frau, nämlich an den so genannten fruchtbaren Tagen, möglich. Ein gesunder junger Mann produziert in seinen Hoden täglich bis zu 100 Millionen Samenzellen, während die Eierstöcke der Frau nur einmal im Zyklus eine Eizelle freigeben.

Die Befruchtung ist nur an bestimmten Tagen im Zyklus einer Frau möglich.

Gemeinsame Fruchtbarkeit

Während die Samenzellen bei guten Bedingungen drei bis fünf Tage im Körper der Frau überleben können, ist die Eizelle nach dem Eisprung höchstens 12 bis 18 Stunden befruchtungsfähig. Das heißt, wenn sie in dieser Zeit nicht mit einer Samenzelle zusammentrifft, geht sie zugrunde.

Die weiblichen Geschlechtsorgane

Die Befruchtung selbst erfolgt also am Tag des Eisprungs, der dafür verantwortliche Verkehr kann allerdings schon Tage vorher stattfinden, da die Samenzellen unter bestimmten Voraussetzungen auf den Eisprung warten können. Die Spermien können bis zu fünf Tage auf die Eizelle warten.

Bereits Tage vor dem Eisprung setzen im Körper der Frau Veränderungen ein, die es den Samenzellen ermöglichen, dort einige Tage zu überleben. Um diese Veränderungen besser verstehen zu können, ist es notwendig, sich als Erstes von den weiblichen und männlichen Geschlechtsorganen ein Bild zu machen.

Die weiblichen Geschlechtsorgane

Die inneren Geschlechtsorgane der Frau bestehen aus der Gebärmutter, den beiden Eileitern und den Eierstöcken. Sie liegen geschützt im kleinen Becken und sind durch die Scheide mit den äußerlich sichtbaren Geschlechtsorganen verbunden (Abb. 1).

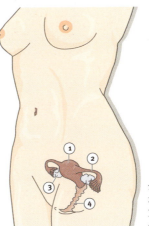

▼ Abb. 1: Übersicht über die Lage der inneren Geschlechtsorgane der Frau.

Gebärmutter. Sie ragt mit ihrem unteren Teil, dem Gebärmutterhals (Zervix), zapfenförmig in die Scheide hinein. Das Ende des Gebärmutterhalses zur Scheide hin heißt äußerer Muttermund (Abb. 2).

Krypten. Im Gebärmutterhalskanal, der den Gebärmutterhals von der Scheide zur Gebärmutter hin durchzieht, befinden sich drüsenähnliche Vertiefungen, sog. Krypten, die von Schleimhaut ausgekleidet sind und ein Sekret, den Zervixschleim, bilden, das für das Überleben der Samenzellen eine wichtige Rolle spielt.

1 Gebärmutter
2 Eileiter
3 Eierstock
4 Scheide

27

2 Unser Körper

▶ Abb. 2: Schnitt durch die weiblichen Geschlechtsorgane.

1 Scheide
2 Gebärmutterhals
3 äußerer Muttermund
4 Gebärmutterhalskanal mit Krypten
5 Gebärmutter
6 Gebärmutterschleimhaut
7 Eileiter
8 Eierstock
9 Eibläschen

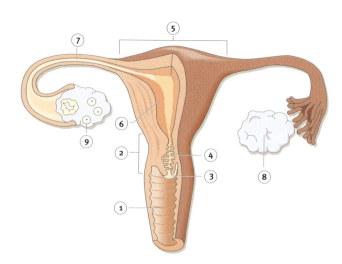

Gebärmutterschleimhaut. Der Gebärmutterkörper selbst ist ein birnenförmiges Gebilde, dessen Wände aus kräftigen Muskelschichten bestehen. Diese Wände sind innen ebenfalls mit einer Schleimhaut (Gebärmutterschleimhaut) ausgekleidet, die in einem monatlichen Rhythmus aufgebaut und mit der Menstruation (Regelblutung) wieder abgestoßen wird. Im Innenraum der Gebärmutter (Gebärmutterhöhle) wächst ein Kind über neun Monate heran.

Eileiter. Von der Gebärmutter zweigen rechts und links die beiden Eileiter ab. Die Enden der Eileiter sind trichterförmig ausgezogen, frei beweglich und legen sich beim Eisprung über den Eierstock, um die frei werdende Eizelle aufzunehmen.

Eierstöcke. Die pflaumenförmigen Eierstöcke sind durch Bänder an beiden Seiten der Beckenwand befestigt. In jedem Eierstock sind bei einem neugeborenen Mädchen bereits alle Eizellen vorhanden, die jemals im Laufe des Lebens heranreifen werden. Jeder Eierstock enthält bei der

Geburt ca. 400.000 Eizellen, von denen insgesamt nur etwa 400 bis 450 Eizellen zur vollen Reife gelangen. Außerdem werden in den Eierstöcken die weiblichen Geschlechtshormone Östrogen und Progesteron gebildet.

Die männlichen Geschlechtsorgane

Produktionsanlage für die Samenzellen sind die männlichen Hoden (Abb. 3). Es dauert ungefähr drei Monate, bis sich aus einer unreifen Geschlechtszelle eine reife Samenzelle (Spermium) entwickelt hat. Die einzelne Samenzelle ist etwa sechs Hundertstelmillimeter lang und besteht aus einem Kopf mit Kappe, einem Mittelstück und einem schnell schlagenden Schwanz. Im Kopf befindet sich der Zellkern mit den Erbinformationen. Die Kappe enthält Enzyme, die der Samenzelle helfen, die Hülle der Eizelle zu durchdringen.

Bei jedem Samenerguss werden etwa 200 bis 700 Millionen Samenzellen durch die beiden Samenleiter und die Harnröhre hinausgeschleudert.

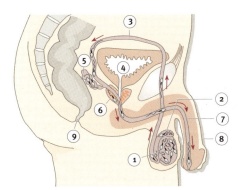

1 Hoden
2 Nebenhoden
3 Samenleiter
4 Blase
5 Samenblase
6 Prostata
7 Harnröhre
8 Penis
9 Darmausgang

▲ Abb. 3: Übersicht über die Geschlechtsorgane des Mannes. Eingezeichnet ist der Weg, den die Samenzellen beim Samenerguss von ihrem Bildungsort im Hoden über die Samenleiter und die Harnröhre nehmen.

2 Unser Körper

Der weibliche Zyklus

Jeden Zyklus neu reift in einem der beiden Eierstöcke eine befruchtungsfähige Eizelle heran. Sie wird beim Eisprung aus dem Eierstock freigegeben und vom Eileiter aufgenommen. Wird die Eizelle nicht befruchtet, kommt es 12 bis 16 Tage nach dem Eisprung zu einer Blutung. Es beginnt eine neue Eireifung.

12–16 Tage nach dem Eisprung setzt die Blutung ein, falls die Eizelle nicht befruchtet wurde.

Dieses immer wiederkehrende Geschehen nennt man den Zyklus der Frau. Er wird von übergeordneten Zentren im Gehirn gesteuert. Besonders wichtig sind die Hormone FSH und LH aus der Hirnanhangdrüse.

Der Zyklus beginnt mit dem ersten Tag der Periodenblutung und endet mit dem letzten Tag vor der nächsten Blutung. Der Zyklusverlauf lässt sich in zwei Phasen einteilen: in eine Phase vor und in eine Phase nach dem Eisprung. Was in jeder Phase geschieht, signalisiert der Körper durch Veränderungen, die eine Frau als »Zeichen der Fruchtbarkeit« selbst beobachten kann (Abb. 4).

Die Phase vor dem Eisprung

Mit Beginn des Zyklus reifen unter dem Einfluss des Steuerhormons FSH mehrere Eibläschen mit den darin liegenden Eizellen heran, wobei nur das jeweils am weitesten entwickelte Eibläschen platzt und seine Eizelle freigibt, während die anderen zugrunde gehen.

Das wachsende Eibläschen gibt Östrogen ins Blut ab.

In der Wand der wachsenden Eibläschen wird ein Hormon gebildet: das Östrogen. Je größer die Eibläschen werden, desto mehr Östrogen wird gebildet und in die Blutbahn abgegeben. Das heißt, je näher der Eisprung rückt, umso höher steigt der Östrogenspiegel im Blut. Dieser über eine längere Zeit stark erhöhte Östrogenspiegel ist das entscheidende Signal für die Hirnanhangdrüse, nun vermehrt LH auszuschütten: Das wiederum löst den Eisprung aus.

Der weibliche Zyklus

Die Wirkungen des Östrogens. Das in der Blutbahn kreisende Östrogen zeigt im Wesentlichen zwei Wirkungen auf die Gebärmutter:
- Die Gebärmutterschleimhaut, die bei der vorausgegangenen Periodenblutung abgestoßen wurde, wird wieder neu aufgebaut.

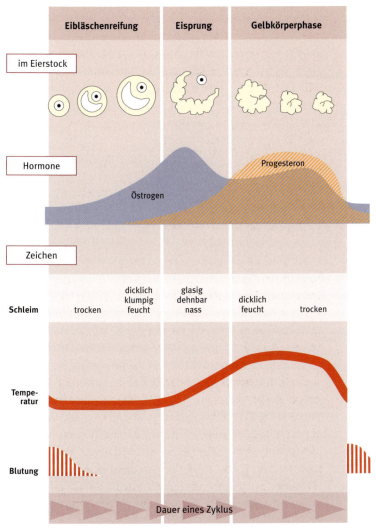

◄ Abb. 4: Übersicht über die hormonellen Veränderungen im Körper der Frau und deren Auswirkungen innerhalb eines Zyklus.

31

2 Unser Körper

▪ Je mehr Östrogen die Eibläschen produzieren, desto mehr verändert sich der Zervixschleim. Er verflüssigt sich und nimmt an Menge erheblich zu.

Der Schleim fließt nun an den Scheidenwänden entlang zum Scheideneingang hinunter. Hier kann er von der Frau äußerlich wahrgenommen werden. Er signalisiert ihr, dass im Eierstock ein Eisprung vorbereitet wird.

Die Phase nach dem Eisprung

Nach dem Eisprung fällt das Eibläschen zusammen und wandelt sich in eine Drüse um, die wegen ihrer Farbe Gelbkörper genannt wird. Der Gelbkörper bildet zusätzlich zum Östrogen das Hormon Progesteron.

Die Wirkungen des Progesterons. Das Progesteron hat u. a. folgende Wirkungen:

▪ Die aufgebaute Gebärmutterschleimhaut wird auf eine mögliche Einnistung der befruchteten Eizelle vorbereitet.
▪ Der Zervixschleim wird weniger, zähflüssig und dichtet wieder pfropfartig den Gebärmutterhalskanal ab. Er rinnt nicht mehr die Scheide hinunter und kann infolgedessen auch am Scheideneingang nicht mehr wahrgenommen werden.
▪ Die Körpertemperatur steigt um wenige Zehntel Grad Celsius an und bleibt bis zum Ende des Zyklus erhöht (Temperaturhochlage). Die Temperaturhochlage zeigt an, dass nun die fruchtbare Zeit zu Ende ist und bis zum Ende des Zyklus kein Eisprung mehr stattfinden kann.

Das im Gelbkörper gebildete Progesteron bewirkt den Temperaturanstieg

Wenn keine Befruchtung stattgefunden hat, geht der Gelbkörper 12 bis 16 Tage nach dem Eisprung zugrunde, und die Bildung von Progesteron und Östrogen geht zurück. Das hat zur Folge, dass die Temperatur wieder absinkt (Temperaturtieflage) und die aufgebaute Gebärmutterschleimhaut bei der Menstruationsblutung abgestoßen wird (Abb. 5).

Befruchtung, Einnistung und Schwangerschaft

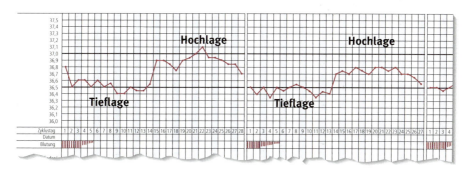

▲ Abb. 5: Temperaturverlauf über zwei Zyklen.

Ein neuer Zyklus beginnt ...

Befruchtung, Einnistung und Schwangerschaft

Um die Eizelle zu befruchten, muss eine ganze Armee von Samenzellen tätig werden. Die Eizelle ist nämlich nicht »nackt«, sie ist umgeben von einer festen Hülle, die die Samenzellen auflösen müssen. Bei der anschließenden Befruchtung dringt nur eine einzige Samenzelle in die Eizelle ein und verschmilzt mit ihr.

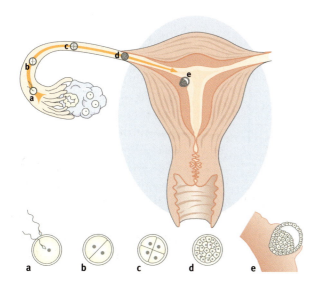

◀ Abb. 6: Entwicklung und Weg der befruchteten Eizelle:
a Befruchtung der Eizelle.
b–d Wanderung und Zellteilung.
e Einnistung.

33

2 Unser Körper

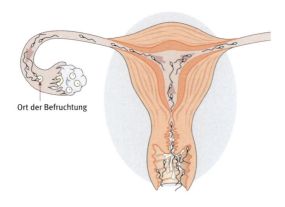

▲ Abb. 7: Weg der Samenzellen.

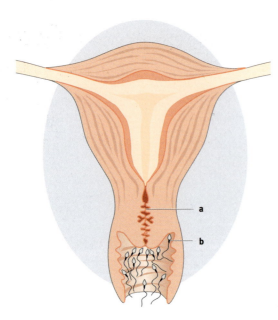

▲ Abb. 8: Gebärmutter an den unfruchtbaren Tagen.

Danach verschließt sich die Eizelle sofort für weitere Samenzellen. Ein neues Leben beginnt. Die befruchtete Eizelle beginnt sofort mit der Zellteilung (Abb. 6). Gleichzeitig wird sie mit Hilfe der Flimmerhärchen, die den Eileiter auskleiden, und durch Muskelbewegungen des Eileiters in Richtung Gebärmutter transportiert. Sie erreicht die Gebärmutter zu einem Zeitpunkt, an dem die Gebärmutterschleimhaut bereits für die Einnistung und Schwangerschaft vorbereitet ist.

Etwa sechs Tage nach der Befruchtung kommt es zur Einnistung in die Gebärmutterwand. In den folgenden neun Monaten wächst das Kind heran.

Der Weg der Samenzellen im weiblichen Körper

Die Samenzellen, die mit dem Samenerguss in den Körper der Frau gelangen, müssen einen weiten Weg bis zur Eizelle, die zur Befruchtung bereit ist, zurücklegen. Die Samenzellen durchwandern von der Scheide aus den Gebärmutterhals und die Gebärmutterhöhle, um im Eileiter auf eine Eizelle zu treffen (Abb. 7).

Der Weg der Samenzellen im weiblichen Körper

Unfruchtbare Tage. Dieser Weg ist ihnen allerdings an den unfruchtbaren Tagen versperrt (Abb. 8). Der im Gebärmutterhals gebildete Zervixschleim verschließt zu diesem Zeitpunkt als zäher, fester Pfropf den Zugang zur Gebärmutter (a). Deshalb können die Samenzellen nicht weiterwandern und bleiben in der Scheide (b). Da sie die saure Umgebung dort nicht vertragen, gehen sie innerhalb kurzer Zeit zugrunde.

Fruchtbare Tage. In der fruchtbaren Zeit lockert sich der Schleimpfropf dann auf (Abb. 9). Der Zervixschleim wird zunehmend wässriger, flüssiger und nimmt an Menge erheblich zu (a). Er ist reich an Eiweißbestandteilen, Salzen und Zuckern. Jetzt können die Samenzellen in den Schleim eindringen und finden dort ideale Lebensbedingungen und die nötige Energie für ihre weitere Wanderung.

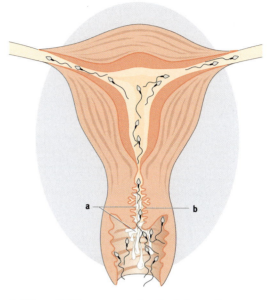

▲ Abb. 9: Gebärmutter an den fruchtbaren Tagen.

Nach dem Samenerguss trennen die Samenzellen noch 15 bis 18 cm von ihrem Ziel. Die schnellsten brauchen für den gesamten Weg weniger als eine halbe Stunde. Ein Teil von ihnen bleibt zunächst in den Krypten (b) des Gebärmutterhalses. Von dort steigen innerhalb der nächsten drei bis fünf Tage laufend Samenzellen durch die Gebärmutter zu den Eileitern auf. Diese »Verzögerungstaktik« erhöht die Chance, dass irgendwann eine Samenzelle tatsächlich auf eine befruchtungsfähige Eizelle trifft.

2 Unser Körper

Zyklusformen im Leben einer Frau

Bei den wenigsten Frauen ist der Zyklus genau 28 Tage lang.

Noch immer ist die Vorstellung weit verbreitet, dass ein normaler Zyklus 28 Tage lang sein muss. Doch »das einzig Regelmäßige am Zyklus ist seine Unregelmäßigkeit«, so ein Experte. Bei den meisten Frauen schwanken die Zykluslängen um einige Tage. Zyklen zwischen 25 und 35 Tagen gelten in der Medizin noch als regelmäßig. Aufeinanderfolgende Zyklen, die stets die gleiche Länge haben, sind eher selten.

Vielleicht gehören auch Sie zu den Frauen, die glauben, dass ihr Zyklus viel zu unregelmäßig ist, um die NFP sicher anwenden zu können. Oder Sie gehören zu jenen anderen, die felsenfest behaupten, sie könnten die Uhr danach stellen, so regelmäßig käme ihre Periode. Beides ist bei näherem Hinsehen nicht ganz richtig. Denn der Mensch ist kein Uhrwerk – Individualität und Sensibilität beeinflussen unsere biologischen Funktionen. Deshalb hat auch jede Frau ihren eigenen Zyklus, der sich im Laufe des gesamten Frauenlebens durch Pubertät, Kinderwunsch, Schwangerschaft, Stillzeit und Wechseljahre immer wieder verändert. Auch das Leben selbst mit seinen vielfältigen Belastungen und positiven wie negativen Ereignissen prägt ihn und drückt ihm seine persönliche Note auf.

Seit uralten Zeiten gibt es den Glauben an eine Beziehung zwischen den Mondphasen und der Regelblutung. So ist auch der Begriff »Menstruation« vom 28-tägigen Mondmonat abgeleitet. Möglich, dass es in früheren Zeiten, als die Menschen noch intensiver mit der Natur verbunden waren, einen gewissen Zusammenhang gab.

Neuere Untersuchungen aber zeigen, dass die Schwankungen bei den Zykluslängen erheblich größer sind. Deshalb

Vom Mädchen zur Frau

haben Sie nach der medizinischen Definition einen »regelmäßigen Zyklus«, wenn Ihre Zyklen zwischen 25 und 35 Tagen lang sind.

Die meisten Frauen zeigen in ihren Zyklusverläufen ein eigenes, für sie typisches Zyklusmuster, das aber nicht starr und unabänderlich ist. Immer wieder kann gelegentlich eine stärkere Abweichung auftreten, die von verschiedenen Lebenssituationen, vom Alter und auch von uns unbekannten Faktoren verursacht wird.

Diese Ausreißer sind es aber auch im Wesentlichen, die für die hohe Versagerquote verantwortlich sind, wenn Sie sich zur Vermeidung einer Schwangerschaft nur nach Ihren Kalenderaufzeichnungen richten oder sich auf Ihr »Gefühl für Ihren Zyklus« verlassen. Schließlich wissen Sie nie, ob der gerade aktuelle Zyklus ausnahmsweise mal besonders kurz oder extrem lang werden wird.

Der große Vorteil der symptothermalen Methode liegt gerade darin, dass die fruchtbare und unfruchtbare Zeit nicht nach vergangenen Zyklen berechnet, sondern immer wieder neu von Ihnen an Hand der Körperbeobachtungen auf den Tag genau bestimmt wird.

Vom Mädchen zur Frau

Es ist ganz normal, dass der Zyklus in der Pubertät sich oft erst »einspielen« muss. Nach der Menarche, der ersten Blutung, kommt die Periode bei vielen jungen Mädchen noch ganz unregelmäßig, manchmal schon nach drei Wochen, dann vielleicht erst wieder nach sechs oder acht Wochen.

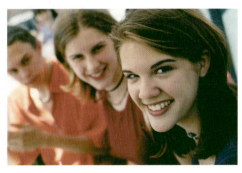

▲ In der Pubertät ist die Periode oft sehr unregelmäßig.

37

2 Unser Körper

In den ersten Jahren ist dies meistens nicht behandlungsbedürftig. Das Problem bei diesen starken Zyklusschwankungen liegt vielmehr darin, dass die Mädchen oft schlecht damit klarkommen, ihrem Zyklus so ausgeliefert zu sein und sich nicht rechtzeitig auf die nächste Blutung einstellen zu können.

Es ist aber ein Trugschluss anzunehmen, mit Hormonen könnte der Zyklus dauerhaft einreguliert werden. Diese erzeugen bestenfalls einen künstlich regelmäßigen Rhythmus, stellen aber keine echte Therapie dar. Der eigene, sich gerade entwickelnde Zyklus wird vielleicht sogar daran gehindert, sich allmählich selbst zu stabilisieren. Nach

---

WISSEN

Bei den meisten Frauen schwankt die Zykluslänge

Neuere Untersuchungen zeigen, dass die Schwankungen in der Zykluslänge größer sind als bisher vermutet. Im Rahmen einer NFP-Studie wurden über 35.000 Zyklen von etwa 1600 Frauen näher untersucht.

Nur knapp 13 % der Zyklen sind genau 28 Tage lang. Während beinahe die Hälfte der Zyklen sich erstaunlich präzise in einem eng begrenzten Zeitraum von 26 bis 29 Tagen bewegt, streute die andere Hälfte zum Teil doch erheblich.

Wie stark die Schwankungen sind, zeigt sich, wenn man die individuellen Zykluslängen einer Frau über einen längeren Zeitraum verfolgt. Nur gut 3 % von 210 Frauen, die mindestens ein Jahr lang genaue Zyklusaufzeichnungen führten, haben extrem regelmäßige Zykluslängen von ein bis drei Tagen Unterschied. Bei weiteren 16 % sind Schwankungen bis zu fünf Tagen zu beobachten.

Insgesamt beträgt bei 42 % der Frauen die Differenz zwischen minimaler und maximaler Zykluslänge bis zu sieben Tage. Die übrigen 58 % weisen noch größere Variationen auf.

Beendigung der Hormontherapie bestehen nämlich meist dieselben Unregelmäßigkeiten weiter.

Besser ist es deshalb, gerade auch in diesem Lebensalter viel Verständnis und Geduld für den eigenen Körper aufzubringen, der ein Recht darauf hat, sich in aller Ruhe entwickeln zu dürfen. Je älter die Mädchen bzw. Frauen dann werden, umso regelmäßiger werden meistens die Zyklen, bis sie zwischen dem 30. und 40. Lebensjahr die größte Stabilität erreichen. Erst in den Wechseljahren sind dann wieder stärkere Schwankungen zu verzeichnen (siehe S. 132).

Zwischen dem 30. und 40. Lebensjahr ist die Zykluslänge am stabilsten.

Die erste Zyklusphase

Manche meinen, in einem Zyklus seien der Eisprung und damit die fruchtbare Zeit stets genau in der Mitte. In den meisten Biologiebüchern ist er auch fälschlicherweise immer am 14. Zyklustag markiert. Doch der Zeitpunkt des Eisprungs kann sehr stark variieren. Verantwortlich dafür ist vor allem die erste Zyklusphase, der Zeitraum bis zum Eisprung. Diese Phase wird auch Follikel(reifungs)phase, Eireifungsphase oder Östrogenphase genannt.

Bei kurzen Zyklen tritt der Eisprung oft sehr früh auf, manchmal schon am 8., 9. oder 10. Zyklustag. Bei langen Zyklen wiederum kann es sogar mehrere Wochen dauern, bis das für die Eireifung verantwortliche follikelstimulierende Hormon (FSH) von der Hirnanhangdrüse an die Eierstöcke gelangt und die Eireifung stimuliert. Dann kann der Eisprung sogar zu einem Zeitpunkt stattfinden, an dem Sie eigentlich bereits wieder Ihre nächste Periode erwarten (Abb. 10).

Die Follikelphase kann stark variieren.

Verlassen Sie sich deshalb bei Ihrer Entscheidung, ob Sie einen bestimmten Tag als fruchtbar oder unfruchtbar ansehen, nie auf Ihren Zykluskalender, sondern nur auf die

2 Unser Körper

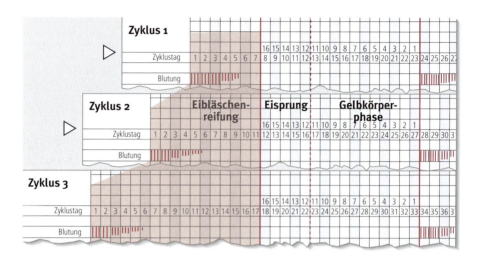

▲ Abb. 10: Die Phase der Eibläschenreifung dauert in kurzen (Zyklus 1), normalen (Zyklus 2) und langen Zyklen (Zyklus 3) unterschiedlich lange, die Gelbkörperphase ist relativ konstant.

Selbstbeobachtung Ihrer aktuellen Körperzeichen. Der 28. Zyklustag könnte Ihr Eisprungtag sein.

Besonders in der Pubertät und in den Wechseljahren, aber auch in der Stillzeit und nach Absetzen der Pille ist es völlig normal, wenn die Eireifung unterschiedlich schnell in Gang kommt. Doch nicht nur die oben genannten Lebensabschnitte und Situationen beeinflussen den Zyklusverlauf. Vielleicht wissen Sie bereits aus eigener Erfahrung, dass besondere Ereignisse in Ihrem Leben – positive wie negative – sich manchmal auf Ihr Zyklusgeschehen auswirken können. Ein längerer Urlaub in einer anderen Klimazone, die bevorstehende Hochzeit, das Abitur oder eine andere Prüfung verändern dann den gewohnten Menstruationsrhythmus ebenso wie privater oder beruflicher Stress und schwere Erkrankungen.

In der Regel kommt es zwar durch die gestörte Eireifung zu einer Zyklusverlängerung, aber auch kurzfristige Blutungen können daraus resultieren. Die Auswirkungen solcher Stressfaktoren sind sehr unterschiedlich. Manche Frauen bleiben davon völlig unbeeinflusst, andere dagegen reagieren darauf so sensibel, dass ihre Fruchtbarkeit und Fortpflanzung gebremst, verzögert und im Extremfall sogar ganz eingestellt wird. Die Ursachen können aber auch am Eierstock selbst liegen, z.B. bei PCO-Syndrom.

Die zweite Zyklusphase

Die Zeit vom Eisprung bis zum Beginn der nächsten Blutung ist die zweite Zyklusphase, auch Gelbkörperphase genannt. Sie wird durch das Hormon Progesteron geprägt, das nach dem Eisprung vom Gelbkörper gebildet wird und die Temperatur ansteigen lässt (siehe S. 32).

Die Gelbkörperphase ist relativ stabil und beträgt normalerweise 10 bis 16 Tage.

Anhand der Temperaturhochlage wird die Länge dieser zweiten Phase gemessen. Sie ist deutlich konstanter als die erste und beträgt im Allgemeinen zwischen 10 und 16 Tagen. Bleibt die Temperatur aber länger als 18 Tage hoch und die Blutung aus, können Sie mit großer Wahrscheinlichkeit davon ausgehen, schwanger zu sein (siehe S. 111).

WISSEN

Was ist ein PCO-Syndrom?

Es gibt Frauen, bei denen die Ursache verlängerter Eireifungsphasen und damit verbundener unregelmäßiger Zyklen in einer Störung des Eierstocks selbst liegt. Am bekanntesten ist das so genannte PCO-Syndrom (polyzystische Ovarien). Oft sind damit noch andere Symptome wie eine verstärkte Akne oder eine vermehrte Körperbehaarung verbunden. Bei den Körperzeichen beobachtet man vermehrt längere und unregelmäßige Schleimphasen und häufiger monophasische Zyklen (siehe S. 42). Das Eintreten spontaner Schwangerschaften ist dann auch eingeschränkt. Solche Verläufe sollten durch einen Arzt oder eine Ärztin abgeklärt werden.

2 Unser Körper

Verkürzte Gelbkörperphase

Sinkt die Temperatur bereits nach weniger als zehn Tagen wieder ab und tritt die nächste Blutung ein, sprechen wir von einer verkürzten Gelbkörperphase. Solche Zyklen kommen gehäuft in der Pubertät und vor der Menopause vor, also am Anfang und Ende der geschlechtsreifen Zeit. Ebenso sieht man sie öfter nach einer Schwangerschaft und nach Absetzen der Pille.

Gelegentlich auftretende verkürzte Gelbkörperphasen sind kein Anlass zur Sorge.

Ebenso wie es bei manchen Frauen unter Stressbedingungen zu verlängerten Eireifungsphasen kommt, können unter diesen Umständen auch gehäuft verkürzte Gelbkörperphasen auftreten. Wenn Sie nur gelegentlich solche verkürzte Gelbkörperphasen beobachten, ist das kein Grund zur Sorge; denn schon der nächste Zyklus ist vielleicht wieder normal.

Sollten Sie sich schon längere Zeit ein Kind wünschen und Ihre Zyklusaufzeichnungen weisen vermehrt solche verkürzte Hochlagen auf, kann dies evtl. der Grund für die nicht eintretende Schwangerschaft sein; denn das Progesteron aus dem Gelbkörper muss die Gebärmutterschleimhaut genügend lang vorbereiten, damit die befruchtete Eizelle sich einnisten kann. Ansonsten wird sie mit der vorzeitig auftretenden Blutung wieder ausgeschwemmt.

Monophasische Zyklen

Es gibt Zyklen, in denen bis zur nächsten Blutung kein Eisprung stattfindet und demzufolge auch durch das fehlende Progesteron keine Temperaturhochlage auftritt. Solche Zyklen nennt man monophasische Zyklen.

Die Problematik besteht darin, dass man bei Blutungen ohne vorausgegangene Temperaturhochlage zunächst nie mit Sicherheit sagen kann, ob mit dieser Blutung wirklich ein neuer Zyklus beginnt. Es könnte sich auch um eine Ei-

Monophasische Zyklen

sprungblutung handeln, die im Augenblick wegen des noch nicht erfolgten Temperaturanstiegs als solche nicht erkennbar ist. Dies würde aber eine höchst fruchtbare Situation bedeuten.

Monophasische Zyklen finden sich bevorzugt in denselben Lebensabschnitten wie sie schon bei den verlängerten Follikelphasen bzw. verkürzten Gelbkörperphasen beschrieben wurden, also in der Pubertät, den Wechseljahren, nach einer Schwangerschaft und in der Stillzeit und nach Absetzen der Pille. Darüber hinaus kommen sie gehäuft auch bei Hochleistungssportlerinnen, bei extremen Abmagerungsdiäten oder Essstörungen wie Bulimie und Magersucht vor. Im Extremfall stellen hier die Eierstöcke ihre Funktion weitgehend ein. Durch das fehlende Östrogen wird die Gebärmutterschleimhaut nicht mehr aufgebaut und die Abbruchblutung entfällt.

Wenn eine Frau mehr als drei Monate keine Blutung mehr hat, spricht man von einer Amenorrhö.

Monophasische Zyklen finden sich häufig in der Pubertät und in den Wechseljahren sowie nach einer Schwangerschaft.

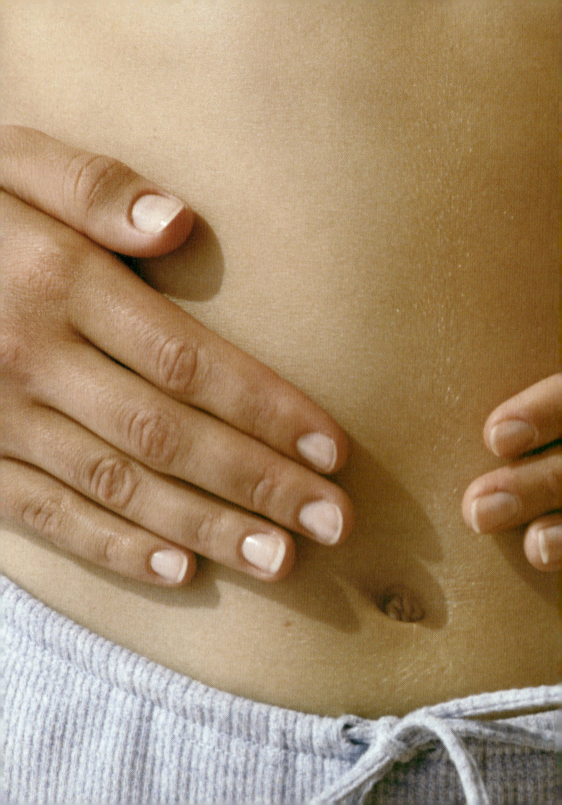

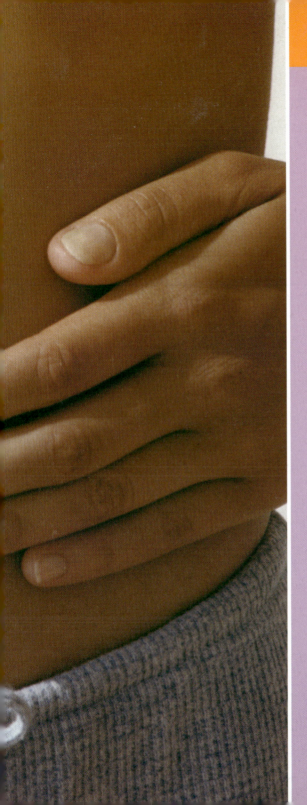

3

Körperzeichen beobachten und deuten

Die zyklischen Veränderungen des Zervixschleims und der Basaltemperatur sind für die NFP von zentraler Bedeutung. Weitere Zeichen wie die Veränderungen des Gebärmutterhalses, das Brustsymptom und der Mittelschmerz ergänzen diese Beobachtungen und helfen ein besseres Körper- und Fruchtbarkeitsgefühl zu entwickeln. Alle Beobachtungen sowie mögliche Einflussfaktoren und Störungen werden in einem Zyklusblatt festgehalten.

3 Die Körpersignale

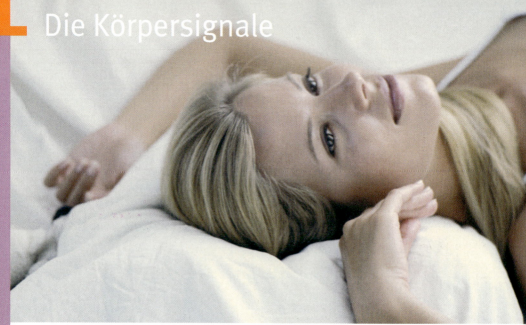

Den Eisprung selbst können Sie weder fühlen noch sehen.

Sicherlich haben auch Sie schon körperliche Veränderungen beobachtet, die mit dem natürlichen Rhythmus von Fruchtbarkeit und Unfruchtbarkeit in Verbindung stehen.

Das auffälligste Körperzeichen ist die Regelblutung. Das Einsetzen der Regelblutung zeigt Ihnen den Beginn eines neuen Zyklus an, in dessen Verlauf normalerweise ein Eisprung stattfindet. Den Eisprung selbst können Sie weder direkt fühlen noch sehen. Er lässt sich deshalb auch nicht auf einen bestimmten Tag festlegen. Sie können aber den Zeitraum, in dem der Eisprung stattfindet, durch die Beobachtung von Zervixschleim und Körpertemperatur eingrenzen.

Auch die Selbstuntersuchung des Gebärmutterhalses können Sie zur Bestimmung der fruchtbaren Zeit mit nutzen. Weitere Körperzeichen, die mit dem Zyklusgeschehen zusammenhängen, sind unter anderem Veränderungen der Brust, Mittelschmerz, Stimmungsschwankungen und Hautunreinheiten. Diese Zeichen treten aber nicht bei allen Frauen in jedem Zyklus auf, so dass Sie erst im Laufe der Beobachtungen feststellen werden, wie sich Ihr Fruchtbarkeitsmuster zusammensetzt (siehe S. 97).

Die Veränderungen des Zervixschleims und der Körpertemperatur dagegen sind Zeichen, die normalerweise jede Frau beobachten kann. Doch nur wenn die Beobachtungen regelmäßig durchgeführt und in ein Zyklusblatt eingetragen werden, ist es möglich, sie richtig zu deuten und so die fruchtbare und unfruchtbare Zeit nach genau festgelegten Regeln zu bestimmen.

Das Zyklusblatt

Das Zyklusblatt ist wie ein ganz persönliches Tagebuch (Abb. 11). Darin können Sie sowohl alle Beobachtungen eintragen, die mit der Fruchtbarkeit zusammenhängen, als auch Faktoren, die sie eventuell beeinflussen.

Das Zyklusblatt ist Ihr ganz persönliches Tagebuch.

Ihr Wegweiser durch das Zyklusblatt ist die schmale Zeile »Zyklustag«, die Aufzeichnungen bis zu 40 Tagen zulässt.

Die Blutung

Mit dem ersten Tag der Regelblutung (Menstruation, Periode, Monatsblutung) legen Sie das Zyklusblatt an (Abb. 12). Dieser Tag ist gleichzeitig der erste Zyklustag. Das Datum dieses Tages notieren Sie in der Datumszeile unter Zyklustag 1 und füllen die Datumszeile fortlaufend aus.

Unter der Datumszeile wird die Blutung eingetragen. Ihre Stärke können Sie mit Strichen unterschiedlicher Länge andeuten.

Ganz leichte Blutungen (Schmierblutungen) werden durch Punkte gekennzeichnet. Denken Sie daran, alle Blutungen im Laufe des Zyklus festzuhalten.

3 Die Körpersignale

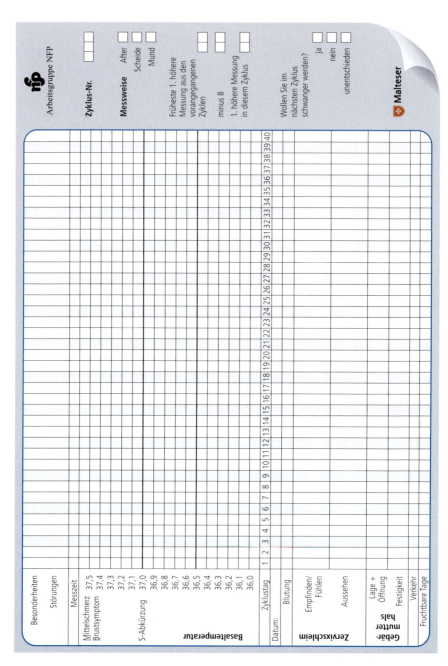

▲ Abb. 11: Zyklusblatt.

Der Zervixschleim

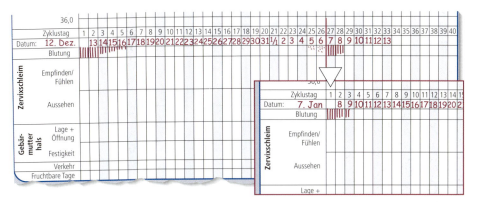

▲ Abb. 12: Der vorliegende Zyklus dauert 26 Tage. Der 27. Tag ist der erste Tag des nächsten Zyklus und wird als solcher in ein neues Zyklusblatt eingetragen.

Manche Frauen haben bereits vor dem Einsetzen der eigentlichen Menstruation Schmierblutungen. Diese Tage zählen noch zum vorangegangenen Zyklus. Der neue Zyklus beginnt erst an dem Tag, an dem die Blutung in gewohnter Stärke einsetzt.

Der Zervixschleim
Die Beobachtung des Zervixschleims und seiner Veränderungen ist ein wichtiger Teil der NFP-Methode. Vielleicht haben Sie bereits so etwas wie »Ausfluss« im Scheidenbereich bemerkt, aber nur noch nicht mit Ihrer Fruchtbarkeit in Verbindung gebracht. Achten Sie jetzt einfach bewusster darauf.

Wie wird der Zervixschleim beobachtet?
Den Zervixschleim können Sie auf verschiedene Weise beobachten: Sie können ihn empfinden, fühlen und sehen.

Empfinden: Tagsüber sollten Sie sich ab und zu bewusst machen, was Sie am Scheideneingang empfinden. Vielleicht haben Sie das Gefühl, dass es dort trocken ist und eventuell sogar unangenehm juckt. Oder Sie spüren einfach gar nichts. An manchen Tagen empfinden Sie den

49

3 Die Körpersignale

Aussehen des Zervixschleims

Wie sieht Ihr Zervixschleim aus? Ist er gelblich, weißlich, glasig oder rötlich? Ist er klumpig, cremig, dehnbar wie rohes Eiweiß oder spinnbar (Abb. 13 a–j)?

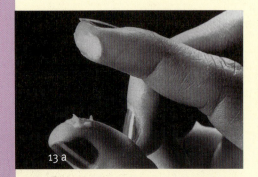
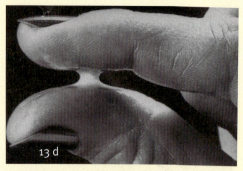
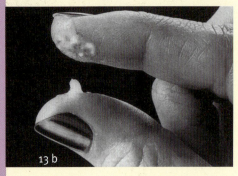

▲ Abb. 13 a, b: Aussehen des Zervixschleims: klumpig, dicklich, weißlich oder gelblich.

▲ Abb. 13 d, e: weißlich, trüber Zervixschleim.

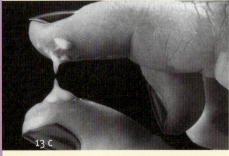
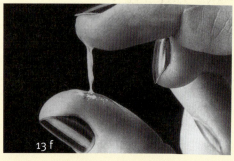

▲ Abb. 13 c: weißlich, cremiger Zervixschleim.

▲ Abb. 13 f: weißlich oder gelblicher, etwas zäh elastischer Zervixschleim.

Aussehen des Zervixschleims

Ob der Schleim dehnbar ist, können Sie dadurch prüfen, dass Sie das Toilettenpapier nach dem Abwischen zusammen- und wieder auseinander falten. Sie sehen dann, ob sich der Schleim als Faden auseinander ziehen lässt.

Dasselbe lässt sich natürlich auch mit den Fingern prüfen. Dehnbarer Schleim fühlt sich ähnlich an wie rohes Eiweiß und sieht häufig auch so aus.

Manche Frauen beobachten, dass beim Wasserlassen oder Stuhlgang der Schleim schon durch leichtes Pressen in langen Fäden mit abgeht. Er liegt dann dem Stuhl auf oder schwimmt im Wasser. Achten Sie doch einfach mal darauf.

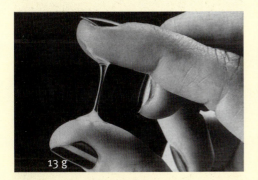
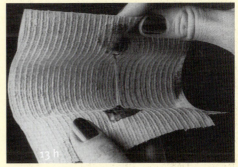

▲ Abb. 13g, h: glasig, dehnbarer, fadenziehender Zervixschleim.

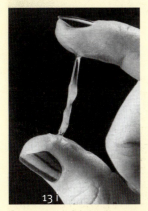
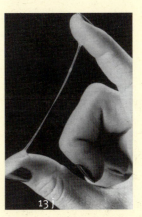

▲ Abb. 13i: glasiger, mit weißlichen Schlieren durchsetzter Zervixschleim, wie rohes Eiweiß.

▲ Abb. 13j: glasig, spinnbarer Zervixschleim

3 Die Körpersignale

Scheideneingang feucht oder nass bzw. bemerken sogar, dass im Laufe des Tages immer wieder Schleim in Schüben aus der Scheide rinnt. Einige Frauen beschreiben es, »als wenn tröpfchenweise Urin abgeht«.

Fühlen: Den Zervixschleim können Sie aber nicht nur empfinden, sondern auch er-«fühlen«. Wenn Sie mit dem Finger oder mit dem Toilettenpapier über den Scheideneingang wischen, merken Sie vielleicht, dass Finger oder Papier an einigen Tagen besser darüber gleiten als an anderen Tagen. Der Scheideneingang fühlt sich dann schlüpfrig, rutschig oder glitschig an, ähnlich wie Öl auf der Haut oder Seife zwischen den Fingern.

Sehen: An manchen Tagen ist der Zervixschleim sichtbar. Wenn Sie mit dem Finger oder mit dem Toilettenpapier über den Scheideneingang wischen, sollten Sie darauf achten, ob Schleim daran haften bleibt und wie er aussieht.

Wie verändert sich der Zervixschleim im Laufe eines Zyklus?

Nach der Menstruationsblutung können einige Tage folgen, an denen Sie den Scheideneingang als trocken empfinden, vielleicht sogar als unangenehm und juckend. Es ist aber auch möglich, dass Sie nichts spüren und nichts sehen. Anschließend macht sich der aufkommende Schleim oft nur als feuchtes Gefühl bemerkbar, ohne dass er am Scheideneingang sichtbar wird. In anderen Fällen ist er von Anfang an gleichzeitig zu spüren und zu sehen.

Üblicherweise erscheint der Zervixschleim zu diesem Zeitpunkt noch trüb, weißlich oder gelblich und ist dicklich, cremig, klumpig, klebrig oder zäh-elastisch und nicht dehnbar (Abb. 13 a–f). Manchmal sieht er aus wie Quark oder wie Mehl, das mit Wasser zu klebrigen Klumpen vermengt wurde.

Der Zervixschleim

Je näher der Eisprung rückt – je mehr Östrogen gebildet wird –, desto mehr Schleim wird gebildet und desto besser wird er in seiner Qualität. Er wird dann meist klar, glasig, durchsichtig und hat manchmal einen leichten Gelbstich oder ist mit weißlichen Schlieren durchzogen (Abb. 13 g–j). Gleichzeitig wird er dehnbar und fühlt sich glitschig und schlüpfrig an. Wegen dieser Eigenschaften ist er mit rohem Eiweiß vergleichbar. Manchmal verflüssigt sich der Schleim derartig, dass er wegrinnt wie Wasser und nicht mehr sichtbar ist. Dann empfinden Sie Ihren Scheideneingang als ausgesprochen nass.

Je näher der Eisprung rückt, desto besser wird die Schleimqualität.

Um die Zeit des Eisprungs hat die Schleimentwicklung somit ihre höchste Ausprägung erreicht. Danach kommt es wieder zu einer Rückentwicklung des Zervixschleims: Er wird erneut trüb und klumpig, verliert seine Dehnbarkeit, wird weniger oder verschwindet vollständig, so dass Sie am Scheideneingang nichts mehr oder nur noch Trockenheit empfinden.

Die Erfahrung zeigt, dass jede Frau ihr individuelles Schleimmuster hat. Bei der einen Frau entwickelt sich der Zervixschleim von trocken über feucht und dicklich hin zu glasig und dehnbar, bei der anderen Frau von nichts direkt auf sichtbaren weißlichen Schleim, ohne jemals die höchste Ausprägung von dehnbarem, glasigem Schleim zu erreichen. Immer jedoch sind nach einer Qualitätssteigerung ein deutlicher Umschwung und eine Minderung der Zervixschleimqualität festzustellen.

Lernen Sie Ihr individuelles Schleimmuster kennen.

Im Allgemeinen verläuft bei der einzelnen Frau das Schleimmuster in aufeinander folgenden Zyklen ähnlich. Es kann aber gelegentlich auch vorkommen, dass der Schleim sich in einem neuen Zyklus anders entwickelt, als Sie es bisher gewohnt waren. Lassen Sie sich dadurch nicht irritieren, sondern tragen Sie konsequent das ein, was Sie beobachtet haben.

3 Die Körpersignale

Eintragung ins Zyklusblatt

Den tagsüber beobachteten Schleim tragen Sie erst abends in das Zyklusblatt ein (Abb. 14). Hier ist jeweils eine Spalte für Empfinden/Fühlen und eine für Aussehen vorgesehen. Selbst wenn nur einmal am Tag Schleim in geringer Menge aufgetreten ist, wird diese Beobachtung notiert.

Notieren Sie im Zyklusblatt immer die beste Schleimqualität.

Empfinden und Aussehen des Schleims können sich im Laufe des Tages verändern. Bei der abendlichen Eintragung halten Sie trotzdem immer nur die für diesen Tag beste Qualität in der entsprechenden Spalte fest.

Beispiel: Wenn Sie mittags eiweißartigen Schleim und nachmittags weißlich dicklichen Schleim beobachtet haben, wird für diesen Tag in der Spalte »Aussehen« »eiweißartig« notiert.

Zur Vereinfachung der späteren Auswertung fassen Sie die Zervixschleimbeschreibungen des jeweiligen Tages in einer Abkürzung zusammen und tragen sie auf der 37 °C-Linie ein (Abb. 14).

▶ Abb. 14: Eintragung der Schleimbeobachtungen und ihrer Abkürzungen.

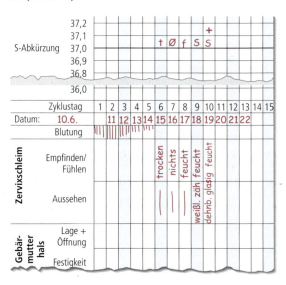

Der Zervixschleim

Abb. 15 zeigt die Einteilung der Schleimbeobachtungen in verschiedene Kategorien mit den entsprechenden Abkürzungen. Wenn das Aussehen des Zervixschleims einerseits und Empfinden/Fühlen andererseits in unterschiedliche Kategorien einzuordnen sind, dann richten Sie sich bei den Abkürzungen immer nach der besseren Qualität.

Empfinden/Fühlen		Aussehen	Abkürzung
trocken, trockenes, rauhes, juckendes, unangenehmes Gefühl	und	nichts gesehen, kein Schleim am Scheideneingang	▷ t
nichts gefühlt, keine Feuchtigkeit, keine Empfindung am Scheideneingang	und	nichts gesehen, kein Schleim am Scheideneingang	▷ Ø
feucht	aber	nichts gesehen, kein Schleim am Scheideneingang	▷ f
feucht oder nichts gefühlt	und	dicklich, weißlich, trüb, cremig, klumpig, gelblich, klebrig, etwas zäh-elastisch, nicht ziehbar	▷ S
feucht oder nichts gefühlt	und	glasig, glasklar, glasig durchscheinend, wie rohes Eiweiß (glasig mit weißen Fäden durchsetzt), fadenziehend, flüssig, so dünnflüssig, dass er „wegrinnt wie Wasser", rötlich, rotbraun, gelblich-rötlich	▷ $\overset{+}{S}$
nass, schlüpfrig, rutschig, glitschig, wie eingeölt, weich, glatt	und/oder	glasig, glasklar, glasig durchscheinend, wie rohes Eiweiß (glasig mit weißlichen Fäden durchsetzt), dehnbar, spinnbar, fadenziehend, flüssig, so dünnflüssig, dass er „wegrinnt wie Wasser", rötlich, rotbraun, gelblich-rötlich	▷ $\overset{+}{S}$

▲ Abb. 15: Einteilung der Schleimbeobachtung in Gruppen und ihre Abkürzungen.

3 Die Körpersignale

Beispiel: Wenn Sie dehnbaren, glasigen Schleim gesehen, aber nur Feuchtigkeit gefühlt haben, tragen Sie als Abkürzung $\overset{+}{S}$ ein.

Der Höhepunkt des Schleimsymptoms

Für die Auswertung der Zervixschleimbeobachtung ist es notwendig, den Höhepunkt der Zervixschleimentwicklung zu bestimmen.

Regel:

Der Höhepunkt des Schleimsymptoms ist der letzte Tag mit der individuell besten Schleimqualität.

Der Höhepunkt des Schleimsymptoms ist der letzte Tag mit der besten Qualität.

Diesen Höhepunkt können Sie immer erst im Nachhinein, also am Abend des folgenden Tages bestimmen, wenn der Umschwung zu einer minderen Zervixschleimqualität erfolgt ist. Kennzeichnen Sie ihn mit »H« über der entsprechenden Abkürzung (Abb. 16, 17 und 18).

Der Eisprung liegt in der Regel in einem Zeitraum von zwei Tagen vor bis zu zwei Tagen nach dem Höhepunkt.

Beispiel 1: Regina S. beobachtet am 13., 14. und 15. Zyklustag glasigen und dehnbaren Schleim ($\overset{+}{S}$). Am 16. Tag ist der Schleim wieder trüb und dicklich (S). Nach diesem Umschwung weiß sie rückblickend, dass am 15. Zyklustag der Höhepunkt des Schleimsymptoms war (Abb. 16).

Beispiel 2: Hier beobachtet Monika K. keinen Zervixschleim, der in die Kategorie $\overset{+}{S}$ gehört. Sie hat lediglich einige Tage mit dicklichem, weißlichem und klumpigem Schleim, also Schleim der Kategorie S. In diesem Fall ist der Schleimhöhepunkt der letzte Tag mit S (Abb. 17).

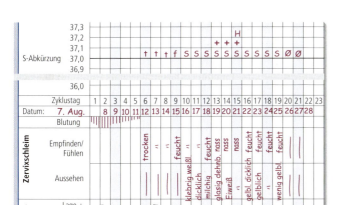

◀ Abb. 16: Der Höhepunkt des Schleimsymptoms ist in diesem Zyklus am 15. Tag.

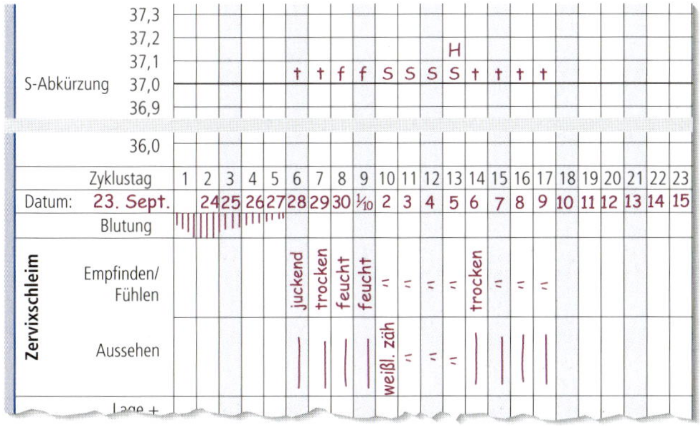

◀ Abb. 17: Der Höhepunkt des Schleimsymptoms ist in diesem Zyklus am 13. Tag.

1.	ø	ø	ø	f	f	H S	ø	ø	ø	ø		
2.	ø	ø	f	ø	S	S	S	+ S	H + S	f	f	ø
3.	ø	ø	ø	S	S	S	S	H + S	S	ø	t	t
4.	t	t	t	t	f	f	H f	t	t	t	t	t

▶ Abb. 18: Vier Beispiele für verschiedene Zervixschleimmuster.

3 Die Körpersignale

Sonderfall bei der Bestimmung des Schleimhöhepunkts:
Bei manchen Frauen ist die Einteilung in S und Ṡ für ihre individuellen Verhältnisse zu grob. Ihrer Beobachtung nach erfolgt der Umschwung zu einer minderen Qualität schon innerhalb der S- bzw. Ṡ-Kategorie. Um dies deutlich zu machen, können Sie die nachfolgenden Abkürzungen der gleichen Kategorie einklammern (Abb. 19 und 20).

▶ **Abb. 19:** Sonderfall bei der Bestimmung des Schleimhöhepunkts: In diesem Zyklus beobachtet Lisa M. eine deutliche Minderung der Zervixschleimqualität schon innerhalb der S-Kategorie. Der Höhepunkt ist hier am 15. Zyklustag. Die nachfolgenden Abkürzungen der gleichen Kategorie werden eingeklammert.

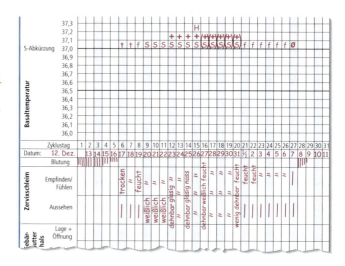

◀ **Abb. 20:** Sonderfall bei der Bestimmung des Schleimhöhepunkts: In diesem Zyklus beobachtet Doris K. nur weißlichen Zervixschleim der S-Kategorie. Ein Umschwung zu einer minderen Qualität lässt sich vom 14. auf den 15. Zyklustag erkennen. Damit ist der Höhepunkt am 14. Zyklustag. Die nachfolgenden Abkürzungen der gleichen Kategorie werden eingeklammert.

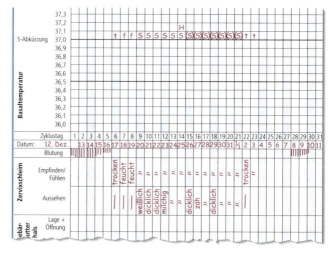

Die Temperatur

Diese Sonderregel dürfen Sie nur dann anwenden, wenn bei Ihnen der Höhepunkt immer erst deutlich nach dem Temperaturanstieg ausgewertet werden kann.

Die Temperatur

Wenn Sie den Verlauf Ihrer morgendlich gemessenen Körpertemperatur in einem Zyklus verfolgen, werden Sie feststellen, dass es zwei Temperaturniveaus gibt. Vor dem Eisprung, in der ersten Zyklusphase, ist die Temperaturlage etwas niedriger. Um den Eisprung steigt sie dann an, im Allgemeinen um mindestens 0,2 °C.

Diese Temperaturhochlage wird durch das Progesteron verursacht, das in der zweiten Zyklusphase im Gelbkörper gebildet wird. Nach wissenschaftlichen Untersuchungen findet der Eisprung in der Regel in einem Zeitraum von zwei Tagen vor dem Temperaturanstieg bis zu einem Tag nach dem Anstieg statt.

Der Eisprung findet in einem Zeitraum von zwei Tagen vor bis einen Tag nach dem Temperaturanstieg statt.

Anhand des Temperaturanstiegs können Sie, zusammen mit dem Schleimsymptom, die unfruchtbare Zeit nach dem Eisprung bestimmen.

Die Basaltemperatur. Die Körpertemperatur ist nicht den ganzen Tag über gleich hoch. Sie unterliegt einem 24-Stunden-Rhythmus. Die niedrigsten Werte werden in den frühen Morgenstunden gemessen, die höchsten am späten Nachmittag. Außerdem bewirken auch körperliche Aktivitäten eine Erhöhung der Temperatur. Damit die Werte Tag für Tag vergleichbar sind, hat es sich deshalb für die Temperaturmessung als günstig erwiesen, in den Morgenstunden, unmittelbar nach dem Aufwachen und vor dem Aufstehen zu messen. Diese Temperatur wird deshalb auch Basaltemperatur bzw. Aufwach- oder Morgentemperatur genannt.

Messen Sie morgens unmittelbar nach dem Aufwachen und vor dem Aufstehen die Temperatur.

59

3 Die Körpersignale

Wie wird gemessen?

Erfahrungsgemäß ist es am besten, das (heruntergeschlagene) Thermometer am Abend vorher griffbereit ans Bett zu legen. Dann können Sie morgens sofort nach dem Aufwachen, vor dem Aufstehen und vor jeder anderen Tätigkeit wie essen, trinken usw. Ihre Temperatur messen. Wenn Ihre Nachtruhe gestört war (z. B. durch ein Baby), sollten Sie vor dem Messen etwa eine Stunde wieder geschlafen oder entspannt im Bett gelegen haben.

Die Temperatur können Sie rektal (im Enddarm, After), vaginal (in der Scheide) oder oral (im Mund) messen. Die Messung unter dem Arm (axillar) ist zu ungenau und deshalb ungeeignet. Wichtig ist, dass Sie innerhalb eines Zyklus immer auf die gleiche Art messen (Abb. 21).

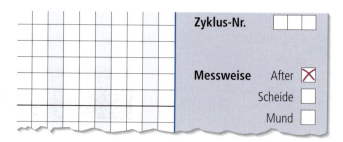

▶ Abb. 21: In diesem Zyklus wird die Temperatur im After (rektal) gemessen.

Die rektale Messung ergibt im Allgemeinen sehr exakte Werte und ist am wenigsten störanfällig. Auch die oralen oder vaginalen Werte können genau sein, wenn Sie darauf achten, dass während der oralen Messung die Spitze des Thermometers unter der Zunge im Zungengrund dem Zungenbändchen anliegt und der Mund geschlossen bleibt bzw. dass während der Messung in der Scheide das Thermometer nicht herausrutscht.

Zum Messen eignet sich am besten ein normales Quecksilberthermometer oder ein geprüftes Digitalthermometer mit einer Anzeige von zwei Stellen nach dem Komma. Es

Die Temperatur

muss nur jeweils in einem Zyklus dasselbe sein. Frauenthermometer, die nur Abweichungen von einem bestimmten Temperaturwert anzeigen, sind ungeeignet, ebenso Alkoholthermometer.

Zum Messen wird ein normales Quecksilberthermometer empfohlen.

Bei Verwendung eines Quecksilberthermometers dauert die rektale Messung etwa drei Minuten, die orale und die vaginale etwa fünf Minuten. Die rektale Messung ergibt höhere Messwerte als die vaginale und orale.

Wie wird die Temperatur abgelesen und eingetragen?

Die auf ein halbes Zehntel °C abgelesenen Temperaturwerte tragen Sie mit einem Punkt in der jeweiligen Tagesspalte ein. Die Linien auf dem Zyklusblatt entsprechen der Gradskala des Thermometers. Wenn die Quecksilbersäule zwischen zwei Teilstrichen steht, tragen Sie den Wert in die Mitte des Kästchens ein (Abb. 22).

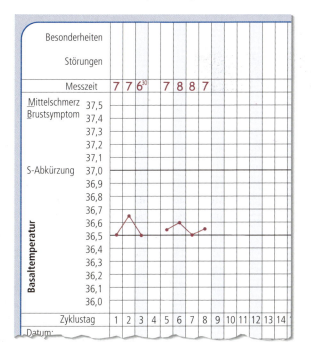

◀ Abb. 22: Die gemessenen Temperaturwerte werden mit einem Punkt markiert. Wenn an einem Tag nicht gemessen wurde, werden die Messpunkte nicht verbunden. Über dem Temperaturpunkt wird in der Zeile »Messzeit« die Uhrzeit der Messung notiert.

3 Die Körpersignale

Die Temperaturpunkte werden von Tag zu Tag miteinander verbunden. Wenn Sie an einem Tag nicht gemessen haben, dann werden die benachbarten Messpunkte nicht verbunden. Über dem Temperaturpunkt notieren Sie in der Zeile »Messzeit« die Uhrzeit der Messung.

Beim Ablesen des Thermometers sollten Sie auf eine einheitliche Vorgehensweise achten, d. h. entweder immer unmittelbar nach der Messung ablesen oder immer später. Denn wenn das Thermometer einige Zeit liegen bleibt, sinkt es etwa um ein halbes Zehntel Grad ab.

Solange Sie noch in der Lernphase sind, sollten Sie Ihre Temperatur täglich messen.

Wenn möglich, sollten Sie täglich messen. Mit längerer NFP-Erfahrung können Sie später auch mal Messungen weglassen, z. B. während der ersten Zyklustage und wenn die Temperaturauswertung abgeschlossen ist. In der Lernphase sollten Sie aber täglich messen, um Ihr individuelles Temperaturniveau von Tief- und Hochlage sowie Ihre persönliche Reaktionsweise kennen zu lernen.

Besonderheiten bei der Verwendung von Digitalthermometern

Viele Frauen bevorzugen ein Digitalthermometer, meist um die Messzeit zu verkürzen. Einige Dinge sollten dabei allerdings beachtet werden:

- Es sollten nur Digitalthermometer verwendet werden, die einen gültigen Eichstempel besitzen und die zwei Stellen nach dem Komma anzeigen.
- Digitale Thermometer für die Temperaturmessung im Ohr oder auch Infrarot gesteuerte Geräte (»Messen ohne Körperkontakt«) sind für die NFP ungeeignet.
- Die Messzeit ist je nach Gerät unterschiedlich lang. In der Regel ertönt ein Signalton, wenn die Messung beendet ist. Um jedoch die für die Basaltemperatur nötige Messgenauigkeit zu erreichen, empfehlen wir, eine Messdauer von drei Minuten einzuhalten. Dies wird auch von manchen Herstellern so angegeben.

Die Temperatur

- In Folge von Materialüberalterung (z.B. überalterte Temperaturfühler) oder auf Grund einer schwachen Batterie können technische Störungen auftreten. Deutlich zackige Temperaturverläufe können Hinweis auf eine Gerätestörung sein. Im Zweifelsfall sollten Sie für die Dauer eines Zyklus parallel mit einem Quecksilberthermometer messen und dann die Kurven vergleichen.

Da der symptothermalen Methode die Messung mit dem Quecksilberthermometer zugrunde liegt, müssen Sie bei der Benutzung des Digitalthermometers die Eintragung der Messwerte ins Zyklusblatt diesen Bedingungen angleichen. Wir empfehlen, nach dem üblichen Rundungsverfahren systematisch auf ein halbes Zehntel °C auf- bzw. abzurunden (Tab. 1 und Abb. 23).

Tab. 1:
Beispiel für das Auf und Abrunden der ermittelten Temperaturwerte bei der Messung mit einem Digitalthermometer

36,50 = 36,50
36,51 = 36,50
36,52 = 36,50
36,53 = 36,55
36,54 = 36,55
36,55 = 36,55
36,56 = 36,55
36,57 = 36,55
38,58 = 36,60
36,59 = 36,60
36,60 = 36,60

◄ Abb. 23: Beispiel für einen Temperaturverlauf, bei dem die zweistellige Digitalanzeige des Digitalthermometers auf- bzw. abgerundet wurde.

3 Die Körpersignale

Störungen und Besonderheiten

Unterschiedliche Messbedingungen und Abweichungen von den üblichen Lebensgewohnheiten können den Verlauf der Basaltemperatur verfälschen und unter Umständen einen Temperaturanstieg vortäuschen.

Mit Hilfe der Eintragungen im Zyklusblatt finden Sie rasch heraus, welche Lebensumstände und Besonderheiten Ihre Temperatur beeinflussen.

Man kann nicht vorhersagen, welche Lebensumstände bei Ihnen die Temperatur beeinflussen und welche nicht. Wenn Sie von Anfang an alle Besonderheiten notieren (Abb. 24), können Sie bald selbst herausfinden, was Ihre Aufwachtemperatur beeinflusst. Auf jeden Fall sollten Sie auch bei Störungen regelmäßig weitermessen.

Ob ein bestimmter Faktor die Temperaturkurve stört, sollten Sie anhand von vergleichbaren Situationen in der Tieflage feststellen, da die Temperaturtieflage störanfälliger ist als die Hochlage.

Eine Störung ist ein erhöhter Temperaturwert, der die übliche Schwankungsbreite des Tieflagenniveaus überschreitet und der durch ein Ereignis erklärt werden kann, das als möglicher Störfaktor gilt. Eine Störung wird ausgeklammert und bei der Auswertung nicht berücksichtigt.

So kann eine Störung auch während des Temperaturanstiegs auftreten und u. U. mit dem Anstieg verwechselt werden. Deshalb müssen Sie sich gerade bei den höheren Messungen während der Anstiegsphase immer fragen, ob der Temperaturwert gestört sein könnte und ihn gegebenenfalls sicherheitshalber ausklammern.

Die Art des Störfaktors sollten Sie in der dafür vorgesehenen Spalte im Zyklusblatt eintragen, und zwar an dem Tag, an dem er die Temperaturmessung beeinflussen könnte, auch wenn das Ereignis, z. B. übermäßiger Alkoholgenuss, am Abend des Vortages stattgefunden hat (Abb. 24).

Die Temperatur

Besonderheiten		Halsweh	Alkohol	spät ins Bett					
Störungen									
Messzeit	7 7^{30} 7^{30}	7	6^{30}	6^{30}	7	8	7	7	7

◄ Abb. 24: Störungen und Besonderheiten werden in derselben Spalte eingetragen, in der der gemessene Temperaturwert gestört sein könnte.

Temperaturwerte, die innerhalb der üblichen Schwankungsbreite der Tieflage liegen, werden nicht ausgeklammert, auch wenn sie mit einem Störfaktor in Verbindung stehen (Abb. 24).

Verschiedene Faktoren können die Messung der Basaltemperatur beeinflussen. Mögliche Störungen und Besonderheiten, die im Folgenden näher erläutert werden, sind:

- Fehler oder Veränderungen in der Messweise,
- unterschiedliche Messzeiten,
- Einflüsse des täglichen Lebens und Abweichungen von den üblichen Lebensgewohnheiten,
- Erkrankungen und Unpässlichkeiten.

Fehler oder Veränderungen in der Messweise. Wenn Sie im laufenden Zyklus das Thermometer wechseln, müssen Sie dies als mögliche Störung auf dem Zyklusblatt ebenso vermerken wie eine Änderung des Messortes. Die richtige Messtechnik und verschiedene Fehlerquellen sind auf S. 60 beschrieben.

65

3 Die Körpersignale

Unterschiedliche Messzeiten. Vor allem in den ersten Beobachtungszyklen ist es wichtig, zum Temperaturwert auch die Messzeit zu notieren, weil Sie für sich herausfinden müssen, inwieweit sich bei Ihnen die unterschiedlichen Messzeiten auf den Temperaturverlauf auswirken. Bei vielen Frauen sind Abweichungen von eineinhalb Stunden ohne Bedeutung. Bei manchen machen sich allerdings schon geringere Messzeitunterschiede bemerkbar. Es gibt aber auch Frauen, bei denen es gar keine Rolle spielt, wann sie messen.

Wenn Sie zu messen beginnen, haben Sie zunächst noch keine Informationen, wie sich bei Ihnen z. B. die Messzeit auf den Temperaturverlauf auswirkt. Mit zunehmender Erfahrung können Sie Vergleiche mit Messungen zu unterschiedlichen Uhrzeiten anstellen. Liegen dann mehrere Zyklen vor, können Sie auf vergleichbare Situationen in den Tieflagen von vorausgehenden Zyklen zurückgreifen.

Achten Sie bei Reisen auf die Zeitverschiebung.

Eine Zeitverschiebung bei Reisen sollten Sie immer als mögliche Störung in Betracht ziehen. Auch die Zeitumstellung (Sommer-/Winterzeit) muss beachtet werden.

Abb. 25 zeigt die Temperaturkurve von Angela R., die morgens üblicherweise um 7 Uhr aufsteht, am Wochenende jedoch ausschläft und dann erst später misst. Die Temperaturwerte an diesen Tagen ragen deutlich über das Tieflagenniveau heraus und müssen deshalb als Störung ausgeklammert werden. Im Gegensatz dazu ist dies bei einem unter dem Tieflagenniveau liegenden Wert normalerweise nicht notwendig, wie die am 14. Zyklustag wegen einer Reise schon um 4.30 Uhr gemessene Basaltemperatur zeigt.

Die Temperatur

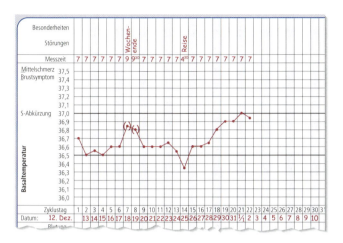

◀ Abb. 25: Die späte Messzeit am 7. und 8. Zyklustag führt bei Angela R. zu erhöhten Messwerten bzw. einer Störung der Basaltemperatur. Deshalb werden die beiden Werte eingeklammert.

In Abb. 26 sehen wir das Zyklusbeispiel von Petra J., bei der sich Messzeitverschiebungen nicht auf den Temperaturverlauf auswirken.

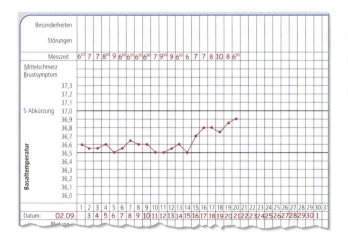

◀ Abb. 26: Zyklusbeispiel von Petra J., bei der sich Messzeitverschiebungen nicht auf den Temperaturverlauf auswirken.

Einflüsse des täglichen Lebens und Abweichungen von den üblichen Lebensgewohnheiten. Es gibt eine Reihe von Einflüssen des täglichen Lebens und Abweichungen von den üblichen Lebensgewohnheiten, die die körperli-

3 Die Körpersignale

chen Funktionen, vor allem auch den Schlafrhythmus mehr oder minder stark beeinflussen und sich dadurch bei der morgendlichen Temperaturmessung als Störung bemerkbar machen können.

Dazu gehören
- zu kurze oder gestörte Nachtruhe,
- ungewohnt spätes Zubettgehen,
- ungewohnter Alkoholgenuss,
- Essen am späten Abend,
- Feiern spätabends,
- Stress, psychische Belastung, Aufregung
- Umgebungswechsel (Reisen, Ferien, Urlaub, Klimawechsel).

Es gibt viele mögliche Störfaktoren. Nicht alle beeinflussen Ihren Zyklus.

Es kann auch sein, dass einzelne Ereignisse, wie z. B. Alkoholgenuss oder ungewohnt spätes Zubettgehen sich nicht auf den Temperaturverlauf auswirken, wohl aber das Zusammentreffen mehrerer Ereignisse. Bei »Feiern« oder »Urlaub« sind in der Regel bereits mehrere mögliche Störfaktoren eingeschlossen. Gerade im Urlaub kommt es häufiger zu einer Reihe von Änderungen der sonst üblichen Lebensgewohnheiten.

Ebenso können Stresssituationen, die über längere Zeit bestehen, sich durch »schlechten Schlaf« und andere Mechanismen auf den Temperaturverlauf auswirken.

Erkrankungen und Unpässlichkeiten. Selbstverständlich können Erkrankungen, auch in leichterer Form, zu erhöhten Temperaturwerten führen. Wenn Sie also einen erhöhten Temperaturwert feststellen und gleichzeitig Krankheitszeichen beobachten, müssen Sie diesen Wert als Störung ausklammern.

Da gleichen Krankheitserscheinungen ganz unterschiedliche Ursachen zugrunde liegen können, ist es schwierig

Die Temperatur

und im Allgemeinen nicht möglich, auf Vorerfahrungen zurückzugreifen. Darin unterscheidet sich die Bewertung des Einflussfaktors »Erkrankungen« von anderen Störfaktoren wie z. B. Messzeit.

In der Regel entscheiden Sie also Tag für Tag, ob der jeweils gemessene Temperaturwert durch einen Störfaktor beeinflusst ist und ausgeklammert werden soll oder nicht. Es gibt jedoch auch einzelne Situationen, in denen es sinnvoll ist, diese Entscheidung erst rückblickend zu treffen oder sie gegebenenfalls zu ändern.

Über mögliche Auswirkungen von Störungen auf die Temperatur entscheiden Sie Tag für Tag.

Es wird immer wieder Temperaturverläufe geben, die aufgrund von Störungen nicht eindeutig ausgewertet werden können. In diesen Fällen müssen Sie zuwarten und sicherheitshalber weiterhin fruchtbare Zeit annehmen.

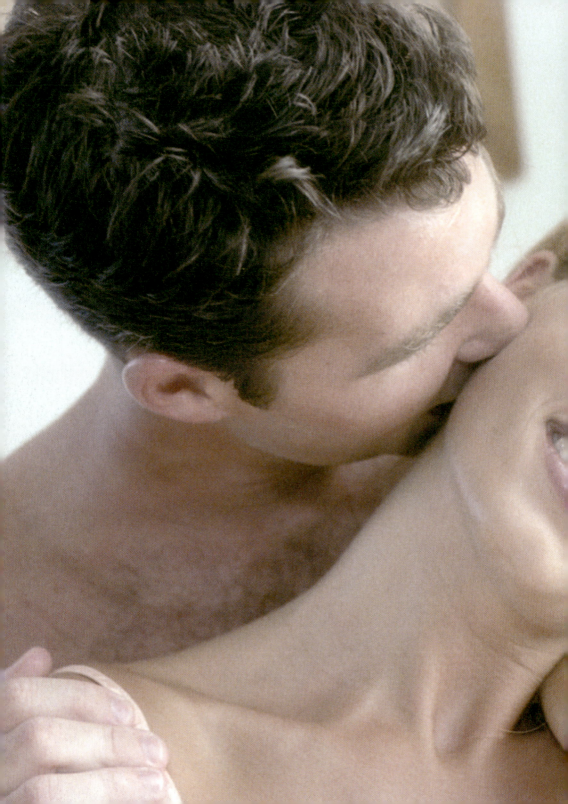

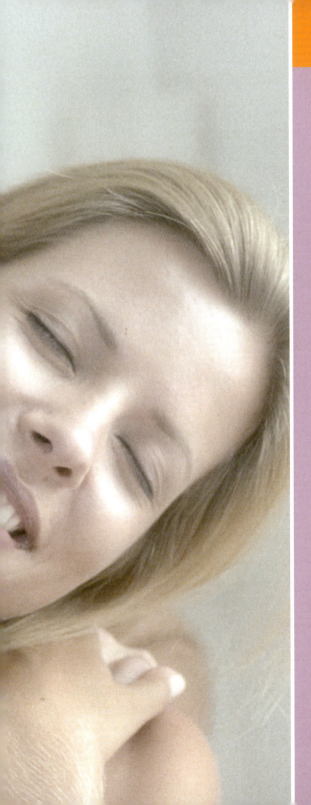

4

Wie funktioniert die symptothermale Methode?

Die fruchtbare und die unfruchtbaren Phasen werden in doppelter Kontrolle von Basaltemperatur und Zervixschleim im aktuellen Zyklus bestimmt und ins Zyklusblatt eingetragen. Dazu erfolgt die Auswertung der Beobachtungen nach einem festen Regelwerk.

Anstelle der Zervixschleimbeobachtung können auch die zyklischen Veränderungen des Gebärmutterhalses beobachtet werden. Durch die doppelte Kontrolle zweier unabhängiger Symptome ist die symptothermale Methode sehr sicher.

4 Die Methode

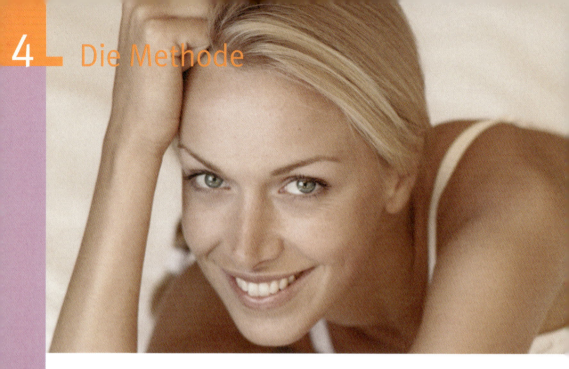

Mit den im vorangegangenen Kapitel beschriebenen Zeichen, dem Zervixschleim und der Temperatur, lassen sich drei Phasen im Zyklus unterscheiden:
- die unfruchtbare Phase am Zyklusanfang,
- die sich daran anschließende fruchtbare Phase und
- schließlich die unfruchtbare Phase nach dem Eisprung.

Eine exakte Bestimmung des Zeitpunkts des Eisprungs selbst ist allerdings nicht möglich. Das ist für eine sichere Empfängnisregelung aber auch nicht nötig.

Das Prinzip der doppelten Kontrolle – Temperatur und Zervixschleim kontrollieren sich gegenseitig – macht die Verlässlichkeit der Methode aus.

Die unfruchtbare Phase nach dem Eisprung

Am einfachsten ist für eine NFP-Anfängerin die Bestimmung des Endes der fruchtbaren Zeit.

Mit Schleimbeobachtung und Temperaturaufzeichnungen liegen zwei Informationen über den Zyklus vor, die sich gegenseitig ergänzen und absichern. Deshalb wird bei der symptothermalen Methode das Ende der fruchtbaren Zeit zum einen durch den Temperaturanstieg und zum anderen mithilfe des Umschwungs in der Zervixschleimqua-

Die unfruchtbare Phase nach dem Eisprung

lität festgestellt. Dieses Prinzip der doppelten Kontrolle macht die Verlässlichkeit der Methode aus.

Wie wird der Temperaturanstieg im laufenden Zyklus ermittelt?
Regel:
Ein Temperaturanstieg hat dann stattgefunden, wenn sich drei aufeinander folgende Messwerte finden, die alle höher sind als die sechs vorangegangenen Messwerte, wobei die 3. höhere Messung mindestens 2/10 °C (= 2 Kästchen im Zyklusblatt) über dem höchsten der vorangegangenen sechs niedrigen Temperaturwerte liegen muss.

Vergleichen Sie Tag für Tag jeden neuen Temperaturwert mit den jeweils sechs vorangegangenen Werten. »Gestörte« Temperaturwerte werden dabei ausgeklammert und nicht berücksichtigt. Suchen Sie den Messwert im Temperaturverlauf, der erstmals höher liegt als jeder der Temperaturwerte, die an den sechs vorangegangenen Tagen gemessen wurden. Zur Verdeutlichung wird durch den höchsten der sechs niedrigen Werte eine Hilfslinie gezogen (Abb. 27).

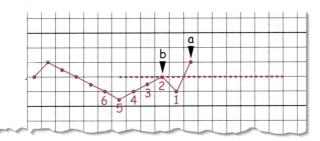

◀ Abb. 27: Das ist die erste höhere Messung (a). Das ist der höchste der sechs niedrigen Werte (b).

Auch der Messwert des folgenden Tages muss höher liegen als jeder der sechs niedrigen Messwerte (Abb. 28).

4 Die Methode

▶ Abb. 28: Das ist die zweite höhere Messung.

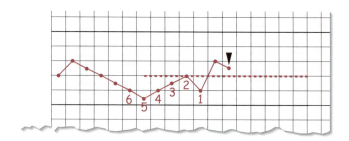

Am dritten Tag gilt eine besondere Bedingung: Der Temperaturwert muss mindestens 2/10 °C (= 2 Kästchen) höher sein als der höchste der sechs niedrigen Messwerte. Prüfen Sie mit der Hilfslinie, die durch den höchsten der sechs niedrigen Werte gezogen wird, ob die Bedingung erfüllt ist (Abb. 29).

▶ Abb. 29: Das ist die dritte höhere Messung (2/10 °C = 2 Kästchen höher als der höchste der 6 niedrigen Werte.

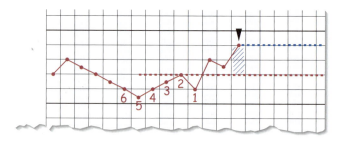

Ist die Bedingung für die dritte höhere Messung erfüllt, dann umranden Sie die drei höheren Messungen auf dem Zyklusblatt. Damit ist die Temperaturauswertung abgeschlossen (Abb. 30).

▶ Abb. 30: Auswertung der Temperaturkurve.

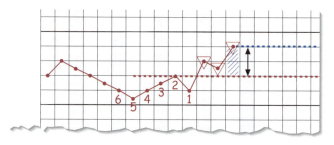

Die unfruchtbare Phase nach dem Eisprung

Ausnahmeregel 1 zur Temperatur: Ist der 3. Temperaturwert keine 2/10 °C (= 2 Kästchen) höher, muss ein 4. Temperaturwert abgewartet werden. Dieser muss ebenfalls höher als die sechs vorangegangenen niedrigen Werte sein, d. h. über der Hilfslinie liegen, aber nicht unbedingt 2/10 °C höher sein (Abb. 31).

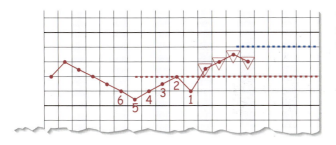

◀ Abb. 31: Auswertung der Temperaturkurve nach Ausnahmeregel 1.

Ausnahmeregel 2 zur Temperatur: Zwischen den drei erforderlichen höheren Messungen kann eine unter oder auf die Hilfslinie fallen. Dieser Wert darf nicht berücksichtigt werden und wird deshalb nicht umrandet (Abb. 32).

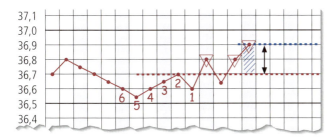

◀ Abb. 32: Auswertung der Temperaturkurve nach Ausnahmeregel 2.

Ausnahmeregel 1 und 2 dürfen nicht miteinander kombiniert werden. Ist eine Auswertung nach den aufgeführten Regeln nicht möglich, muss weiter nach einem Temperaturanstieg gesucht werden.

Wie wird der Höhepunkt des Schleimsymptoms ausgewertet?

Zunächst bestimmen Sie den Höhepunkt des Schleimsymptoms und kennzeichnen ihn mit einem H über der Schleimabkürzung (siehe Regel S. 56).

75

4 Die Methode

▶ Abb. 33: Die drei Tage nach dem Schleimhöhepunkt werden nummeriert.

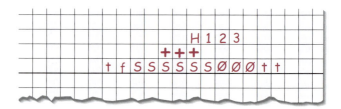

Danach warten Sie noch drei Tage ab. Kennzeichnen Sie diese Tage mit 1–2–3 (Abb. 33).

Regel: Am Abend des 3. Tages nach dem Zervixschleimhöhepunkt ist die Auswertung des Schleimsymptoms abgeschlossen.

Sonderregel 1: Wenn innerhalb der Zählung »1–2–3« die gleiche Schleimqualität wie am Höhepunkt wiederkehrt, muss mit der Auswertung des Schleimsymptoms neu begonnen werden (Abb. 34).

▶ Abb. 34: Wenn innerhalb der Zählung »1–2–3« die gleiche Schleimqualität wie am Höhepunkt wiederkehrt, muss mit der Auswertung des Schleimsymptoms neu begonnen werden.

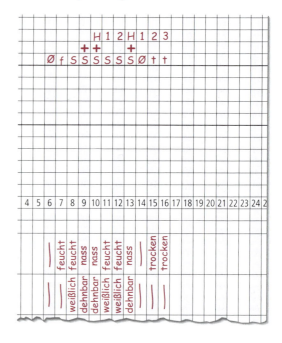

Die unfruchtbare Phase nach dem Eisprung

Sonderregel 2: Tritt nach abgeschlossener Schleimauswertung, aber vor abgeschlossener Temperaturauswertung wieder Schleim mit der gleichen Qualität wie am Höhepunkt auf, so muss mit der Auswertung des Schleimsymptoms neu begonnen werden (Abb. 35).

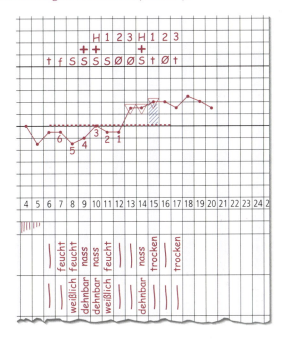

◀ Abb. 35: Tritt nach abgeschlossener Schleimauswertung, aber vor abgeschlossener Temperaturauswertung wieder Schleim mit der gleichen Qualität wie am Höhepunkt auf, so muss mit der Auswertung des Schleimsymptoms neu begonnen werden.

Beginn der unfruchtbaren Phase nach dem Eisprung

Wenn die Auswertung von Temperatur und Zervixschleim abgeschlossen ist, wird der Beginn der unfruchtbaren Zeit nach dem Eisprung nach dem Prinzip der doppelten Kontrolle bestimmt.

Regel:
Die unfruchtbare Zeit nach dem Eisprung beginnt entweder am Abend des 3. Tages nach dem Höhepunkt des Schleimsymptoms oder am Abend des 3. Tages der erhöhten Temperatur, je nachdem, welches von beiden später kommt (Abb. 36 und 37).

4 Die Methode

▶ Abb. 36: Die unfruchtbare Zeit nach dem Eisprung beginnt hier am Abend des 3. Tages nach dem Höhepunkt des Schleimsymptoms: denn der 3. Tag nach dem Schleimhöhepunkt kommt später als die 3. höhere Messung.

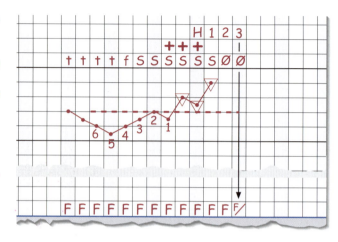

▶ Abb. 37: Die unfruchtbare Zeit nach dem Eisprung beginnt hier am Abend des 3. Tages der erhöhten Temperatur: denn die 3. höhere Messung kommt später als der 3. Tag nach dem Schleimhöhepunkt.

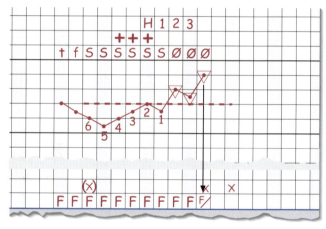

Nach abgeschlossener doppelter Kontrolle ist ein erneut auftretendes Schleimsymptom, gleich welcher Qualität, bedeutungslos (Abb. 38).

Die unfruchtbare Phase nach dem Eisprung

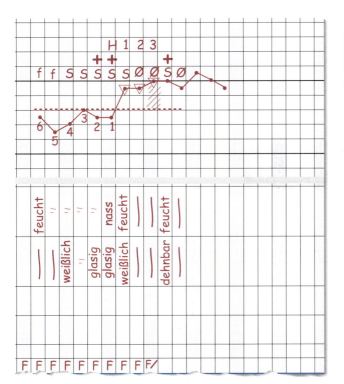

▲ Abb. 38: Nach Abschluss der Auswertung ist das erneute Auftreten von Ś-Schleim ohne Bedeutung.

Wenn sich in einem Zyklus einmal ohne äußeren Anlass das Zervixschleimsymptom auffällig anders als bisher gewohnt entwickelt (z. B. ungewöhnlich wenig Schleim oder nur Schleim der S-Qualität) und/oder auch das Temperaturniveau deutlich vom bisher gewohnten abweicht (z. B. Auswertung möglich, aber vom Niveau her noch in der Tieflage), dann sollten Sie den weiteren Verlauf sicherheitshalber erst einmal beobachten und gegebenenfalls später auswerten.

Eintragung ins Zyklusblatt

Nach Abschluss der doppelten Kontrolle tragen Sie den Beginn der unfruchtbaren Zeit nach dem Eisprung auf dem Zyklusblatt in der Spalte »Fruchtbare Tage« mit dem Zeichen F/ ein. Dieses Zeichen bedeutet, dass am Abend dieses Tages die fruchtbare Zeit zu Ende ist (Abb. 36 bis 38).

4 Die Methode

In der vorletzten Zeile tragen Sie den Verkehr ein, üblicherweise mit einem »X«. Geschützter Verkehr (z. B. mit Kondom, Diaphragma) wird ebenfalls vermerkt, und zwar mit »(X)« (Abb. 37).

Die unfruchtbare Phase am Zyklusanfang
Regel:
Eine unfruchtbare Phase am Zyklusanfang darf nur dann angenommen werden, wenn im vorausgehenden Zyklus eine Hochlage bestand, d. h. mindestens drei höhere Messungen vorgelegen haben (siehe S. 74). *nach den Regeln auswertbare Temperaturhochlage vorgelegen hat.*

Ordentliche Ergänzung:

Voraussetzung für eine unfruchtbare Phase am Zyklusanfang ist eine Hochlage im vorangehenden Zyklus.

Die unfruchtbare Phase am Zyklusanfang ist schwieriger einzugrenzen als die unfruchtbare Zeit nach dem Eisprung. Wie bereits dargestellt, wird die einsetzende Fruchtbarkeit durch das Auftreten von Zervixschleim angezeigt. Da für manche Frauen dieser Schleim erst wenige Tage vor dem Eisprung bemerkbar wird, ist es nicht sicher genug, sich allein auf das Schleimsymptom zu verlassen, um damit den Beginn der fruchtbaren Zeit zu bestimmen.

Deshalb wird auch am Zyklusanfang die unfruchtbare Zeit nach dem Prinzip der doppelten Kontrolle bestimmt. Sie besteht aus der Zervixschleimbeobachtung und der so genannten Minus-8-Regel bzw. 5-Tage-Regel.

Die Minus-8-Regel
Wir wissen heute, dass der Eisprung in den meisten Fällen im Zeitraum zwei Tage vor der 1. höheren Messung bis zu einem Tag danach stattfindet. Die Samenzellen können – von wenigen Ausnahmen abgesehen – im optimalen Zervixschleimmilieu drei bis fünf Tage, also im Durchschnitt vier Tage vor dem Eisprung befruchtungsfähig bleiben. So sind die sechs Tage vor dem Temperaturanstieg als möglicher Empfängniszeitraum anzusehen. Nimmt man aus Sicherheitsgründen noch einen Tag hinzu, so sind bei der

Die unfruchtbare Phase am Zyklusanfang

NFP die letzten sieben Tage vor der 1. höheren Messung grundsätzlich als fruchtbar anzunehmen. Der 8. Tag vor der ersten höheren Messung ist daher der letzte unfruchtbare Tag am Zyklusanfang (Abb. 39).

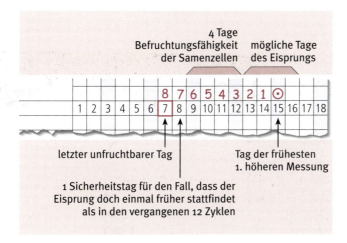

◀ Abb. 39: So setzen sich die 8 Tage zusammen, die vom Tag der frühesten 1. höheren Messung abgezogen werden

Bei der einzelnen Frau kann der Zeitpunkt des Eisprungs von Zyklus zu Zyklus um mehrere Tage schwanken. Um diese Schwankungsbreite zu erfassen, darf die Minus-8-Regel erst angewandt werden, wenn die jeweils 1. höhere Messung aus mindestens 12 Zyklen eindeutig vorliegt. Zyklen, bei denen aufgrund von Störungen oder ausgelassenen Messungen die 1. höhere Messung nicht sicher zu bestimmen ist, dürfen dabei nicht berücksichtigt werden.

Ordentliche Ergänzung
"Achtung: Es gilt immer die 1. höhere Messung aus allen vorausgehenden Zyklen."

Regel:
Der letzte unfruchtbare Tag am Zyklusanfang ist der Tag der frühesten ersten höheren Messung aus mindestens 12 Temperaturzyklen minus 8. Sollte jedoch bereits vorher Schleim gesehen oder »feucht« empfunden werden, so beginnt ab sofort die fruchtbare Zeit. Dem Prinzip der doppelten Kontrolle entsprechend gilt hier: »was immer zuerst kommt«.

4 Die Methode

Eintragung ins Zyklusblatt:

In jedem neuen Zyklus wird die voraussichtliche unfruchtbare Phase am Zyklusanfang auf folgende Weise ermittelt und im Zyklusblatt vermerkt:

Tragen Sie am 1. Zyklustag die früheste erste höhere Messung aus den vorangegangenen Zyklen in der rechten Spalte ein. Dann ziehen Sie davon acht Tage ab. So erhalten Sie die unfruchtbaren Tage am Zyklusanfang. Markieren Sie diese durch einen dicken Strich. Kennzeichnen Sie anschließend den nachfolgenden 1. Tag der fruchtbaren Phase in der Spalte »fruchtbare Tage« mit einem »F« (Abb. 40).

▼ Abb. 40: Zu Beginn eines neuen Zyklus wird die unfruchtbare Zeit am Zyklusanfang nach der Minus-8-Regel bestimmt und ins Zyklusblatt eingetragen.

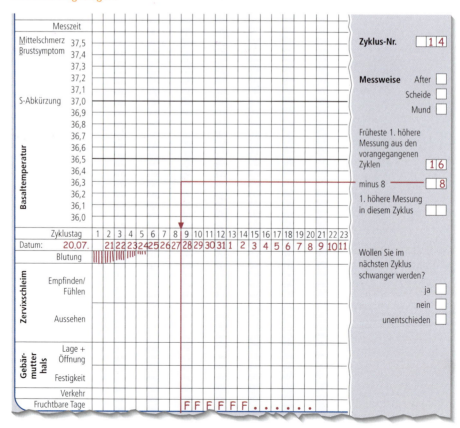

Die unfruchtbare Phase am Zyklusanfang

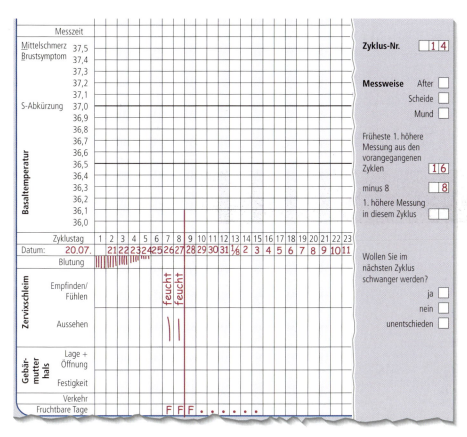

Tritt Zervixschleim früher auf, beginnt die fruchtbare Phase nach dem Prinzip: »was immer zuerst kommt« (doppelte Kontrolle), ab sofort (Abb. 41).

▲ Abb. 41: In diesem Zyklus tritt Zervixschleim bereits am 7. Tag auf. Nach dem Prinzip der doppelten Kontrolle von Schleimsymptom und Minus-8-Regel (»was immer zuerst kommt«), muss ab sofort »fruchtbar« angenommen werden.

83

4 Die Methode

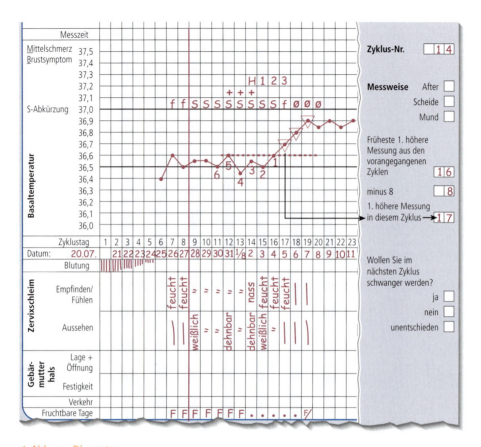

▲ Abb. 42: Die erste höhere Messung ist in diesem Zyklus am 17. Zyklustag. Sie wird in die rechte Spalte eingetragen.

Wenn die Temperaturauswertung im laufenden Zyklus abgeschlossen ist, tragen Sie die erste höhere Messung dieses Zyklus ebenfalls in die Spalte rechts ein (Abb. 42).

In jedem Zyklus müssen Sie darauf achten, ob die erste höhere Messung früher als in den vorausgegangenen Zyklen auftritt (Abb. 43). Ist dies der Fall, muss sie im nächsten Zyklusblatt als »früheste erste höhere Messung aus den vergangenen Zyklen« in der rechten Spalte eingetragen und die Minus-8-Regel entsprechend neu berechnet werden.

Die unfruchtbare Phase am Zyklusanfang

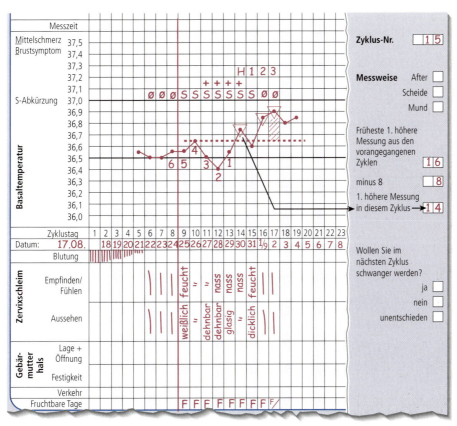

▲ Abb. 43: In diesem Zyklus ist es zu einer Vorverlagerung der 1. höheren Messung auf den 14. Zyklustag gekommen. Dies muss im nächsten Zyklusanfang nach der Minus-8-Regel beachtet werden (14–8 = 6). Dann können die ersten 6 Zyklustage als unfruchtbar angenommen werden, vorausgesetzt, es wird vorher kein Zervixschleim beobachtet.

Für NFP-Einsteiger: Die 5-Tage-Regel

Wenn Sie mit der symptothermalen Methode beginnen, müssen Sie im ersten Zyklus zunächst Fruchtbarkeit von Anfang an annehmen, da Sie nicht wissen, ob es im vorausgegangenen Zyklus eine Temperaturhochlage gegeben hat.

Solange noch keine 12 Temperaturzyklen vorliegen, aus denen die früheste erste höhere Messung bestimmt werden könnte, können Sie die Minus-8-Regel noch nicht anwenden. Für Sie gilt die 5-Tage-Regel (Abb. 44):

4 ⌐ Die Methode

▶ **Abb. 44:** Die NFP-Anfängerin (hier 3. Zyklus) bestimmt die unfruchtbare Zeit am Zyklusanfang nach der 5-Tage-Regel und markiert sie im Zyklusblatt mit einem Strich.

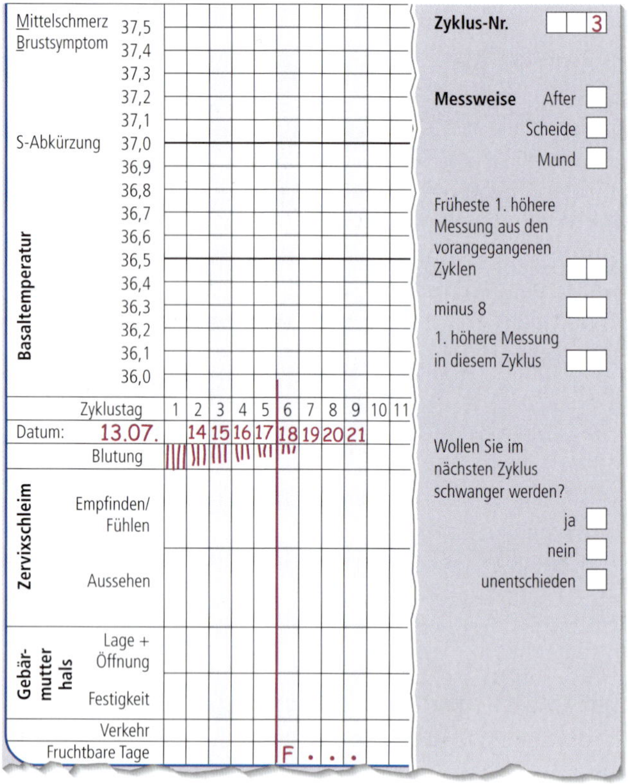

Regel:
Die ersten 5 Tage im Zyklus können als unfruchtbar angenommen werden.

Auch für die 5-Tage-Regel gilt: Sollte in einem Zyklus jedoch bereits vorher Schleim beobachtet oder »feucht« empfunden werden, so beginnt ab sofort die fruchtbare Zeit. Dem Prinzip der doppelten Kontrolle entsprechend gilt auch hier: »was immer zuerst kommt«.

Es gibt noch eine weitere Einschränkung: Sollte die früheste erste höhere Messung bereits während der ersten 12 Zyklen einmal am 12. Tag oder früher auftreten, so gelten

Die unfruchtbare Phase am Zyklusanfang

nicht mehr »die ersten 5 Tage«, sondern ab sofort »die früheste erste höhere Messung minus 8« (Abb. 45).

Für die NFP-Anfängerin gilt: Während der ersten 12 Zyklen können Sie nur die ersten 5 Zyklustage als unfruchtbar annehmen, vorausgesetzt, dass Sie erstens bisher keinen Temperaturanstieg am 12. Tag oder früher beobachtet haben und dass zweitens im aktuellen Zyklus das Schleimsymptom nicht vor dem Ende des 5. Zyklustages auftritt (Abb. 46). Eine Verlängerung der unfruchtbaren Phase am Zyklusanfang ist erst dann möglich, wenn 12 Temperaturzyklen vorliegen und sich aus der Minus-8-Regel mehr als 5 unfruchtbare Tage für den Zyklusanfang ergeben.

Sonderregel bei vorliegendem Menstruationskalender: Die Minus-20-Regel

Lediglich fünf Tage Unfruchtbarkeit am Zyklusanfang annehmen zu können, bedeutet für manche Frauen – im Nachhinein betrachtet – eine unnötig lange fruchtbare Zeit. Für diejenigen Frauen, die vor der NFP-Anwendung einen Menstruationskalender geführt haben, gibt es die Möglichkeit, die unfruchtbare Zeit am Zyklusanfang u. U. etwas zu verlängern. Dazu wird ein Stichtag nach der Minus-20-Regel festgelegt.

Die Regel lautet:

Kürzester Zyklus (aus 12 vorangegangenen Zyklen) minus 20 gleich letzter unfruchtbarer Tag am Zyklusanfang.

Beispiel: Aus Ihrem Menstruationskalender ergibt sich, dass der kürzeste Zyklus länger als 25 Tage war, z. B. 27 Tage. Dann können nach der Minus-20-Regel am Zyklusanfang sieben Tage als unfruchtbar angenommen werden (27 – 20 = 7). Stichtag ist hier der 7. Tag.

Sie dürfen dann in diesem Beispiel, statt der üblichen fünf unfruchtbaren Tage am Zyklusanfang, aufgrund Ihres

4 Die Methode

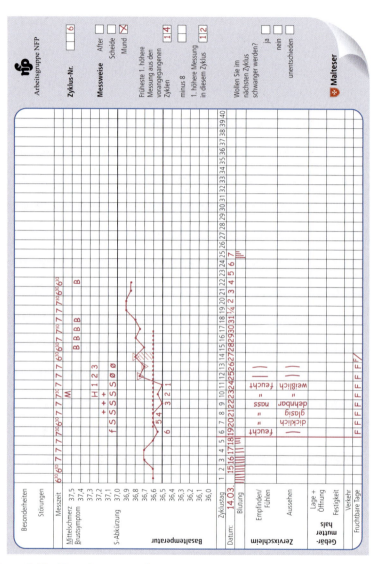

▲ Abb. 45: Zyklusblatt einer NFP-Anfängerin im 6. Zyklus. Die unfruchtbare Phase am Zyklusanfang wurde nach der 5-Tage-Regel in doppelter Kontrolle mit dem Schleimsymptom bestimmt. Die fruchtbare Phase beginnt am 6. Zyklustag und endet am Abend des 14. Zyklustages.

Die erste höhere Messung war hier bereits am 12. Zyklustag, so dass ab dem nächsten Zyklus die unfruchtbare Phase am Zyklusanfang nicht mehr mit der 5-Tage-Regel, sondern ab sofort mit der Minus-8-Regel (12−8 = 4) bestimmt werden muss: Im nächsten Zyklus können nur noch die ersten 4 Tage als unfruchtbar angenommen werden.

Die unfruchtbare Phase am Zyklusanfang

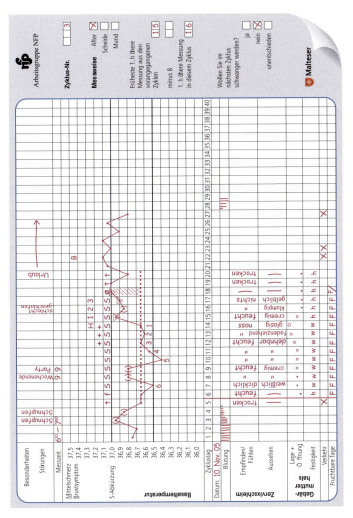

▲ Abb. 46: 3. Zyklusblatt von Simone N., die erst vor kurzem mit der NFP-Anwendung begonnen hat. Für Simone N. gilt die 5-Tage-Regel. Demnach sind die ersten fünf Tage unfruchtbar, zumal auch kein Schleimsymptom beobachtet wurde.
Schnupfen, Spätaufstehen und Party am Wochenende stören die Aufwachtemperatur deutlich und werden ausgeklammert. Da auch der Temperaturwert am 17. Zyklustag aufgrund von »schlecht geschlafen« erhöht sein könnte, muss Simone N. als NFP-Anfängerin diesen Wert ausklammern. Sollte sich später, wenn Simone N. mehr Erfahrung gesammelt hat, herausstellen, dass sich bei ihr »schlecht geschlafen« nicht auf die Temperatur auswirkt, braucht sie ihn in einem solchen Fall nicht mehr auszuklammern.
Die unfruchtbare Zeit nach dem Eisprung beginnt am Abend des 19. Zyklustages. Der Urlaub braucht deshalb als mögliche Störung nicht mehr berücksichtigt werden.

4 Die Methode

Tipp

Die Beobachtungen der zyklischen Veränderungen des Gebärmutterhalses erweitern die Möglichkeiten der klassischen symptothermalen Methode. Vor allem, wenn der Zervixschleim für die doppelte Kontrolle nicht zur Verfügung steht, ist der Gebärmutterhals ein adäquater Ersatz.

Menstruationskalenders sieben Tage annehmen, selbstverständlich in doppelter Kontrolle mit dem Schleimsymptom.

Auch hier gilt dieselbe Einschränkung wie bei der 5-Tage-Regel: Sollten sich bereits während der ersten 12 Zyklen nach der Minus-8-Regel weniger unfruchtbare Tage am Zyklusanfang ergeben als nach der Minus-20-Regel, so gilt ab sofort die Minus-8-Regel.

Veränderungen des Gebärmutterhalses

Der Gebärmutterhals, von manchen auch Muttermund genannt, unterliegt ebenso wie Schleim und Temperatur zyklischen Veränderungen. Sie können durch eine Selbstuntersuchung festgestellt werden.

Die Selbstuntersuchung des Gebärmutterhalses ist eine Alternative zur Zervixschleimbeobachtung und kann diese in der symptothermalen Methode auch ersetzen. Sie ist vor allem dann hilfreich, wenn nur sehr wenig oder kein Zervixschleim vorhanden ist, die Beobachtung z. B. durch Ausfluss gestört oder aus anderen Gründen nicht auswertbar ist (Abb. 47 und 48).

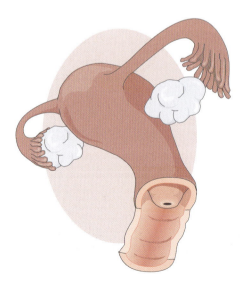

▼ Abb. 47: Die inneren Geschlechtsorgane der Frau: die Scheide ist so angeschnitten, dass man den Gebärmutterhals, der in sie hineinragt, sehen kann.

- Direkt nach der Menstruation ist der Gebärmutterhals geschlossen und hart und ragt tief in die Scheide hinein, sodass er mit dem Finger relativ gut zu ertasten ist.
- Rückt der Eisprung näher, wird der Gebärmutterhals weich, öffnet sich leicht und steigt etwas höher, sodass er manchmal kaum noch erreicht werden kann.
- Nach dem Eisprung schließt er sich wieder, wird hart und steht tiefer.

Veränderungen des Gebärmutterhalses

Selbstuntersuchung

Für die Selbstuntersuchung empfiehlt sich folgendes Vorgehen: Beginnen Sie mit der Untersuchung des Gebärmutterhalses direkt nach dem Ende der Menstruationsblutung. Das erleichtert es Ihnen, die Veränderungen im Laufe des Zyklus kennen zu lernen und einzuordnen.

Untersuchen Sie den Gebärmutterhals einmal täglich in der gleichen Position und immer mit demselben Finger. Es geht leichter, wenn Sie dabei eine leicht gebeugte Haltung einnehmen. Sie können stehen und einen Fuß auf Stuhl- oder Badewannenrand stellen oder hocken, sitzen oder liegen und dabei die Beine etwas anziehen.

▼ Abb. 48: Veränderungen des Gebärmutterhalses im Zyklus.

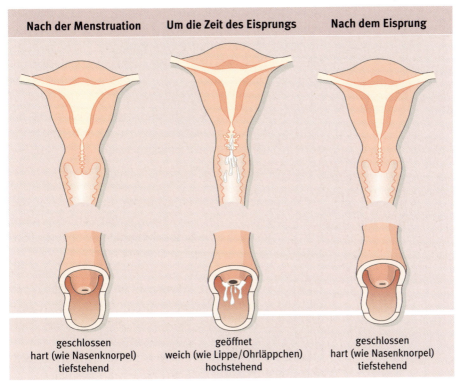

4 Die Methode

Führen Sie nach dem Entleeren der Blase ein oder zwei saubere Finger (Zeige- und Mittelfinger) in die Scheide ein und bewegen Sie sie nach hinten und oben (Abb. 49). Versuchen Sie mit kreisenden Bewegungen den Muttermund zu ertasten und seine Beschaffenheit zu erfühlen. Er ragt kugelig oder zapfenförmig in die Scheide hinein und fühlt sich im Gegensatz zu den rauen Scheidenwänden glatt an.

Versuchen Sie anschließend, die grübchenförmige Öffnung des Muttermundes, den Eingang in den Gebärmutterhals, zu finden und den Öffnungsgrad zu beurteilen. Bei einer Frau, die bereits geboren hat, ist die Öffnung möglicherweise schlitzförmig und nie ganz geschlossen.

Nun bewegen Sie Ihren Finger wieder auf den Rand des Gebärmutterhalses zu und beurteilen Sie dessen unterschiedlichen Zustand nach den Kriterien »hart« oder »weich«. Der Gebärmutterhals kann sich hart – wie der Nasenknorpel – oder weich – wie die Lippen oder das Ohrläppchen – anfühlen.

In bestimmten Fällen kann die Selbstuntersuchung des Gebärmutterhalses erschwert sein, wenn er beispielsweise durch Operationen vernarbt ist oder nach Geburten ausgeprägte Risse aufweist.

Wenn Sie den Gebärmutterhals nur schwer erreichen, dann können Sie mit einer Hand gegen den Unterbauch drücken und damit die Gebärmutter dem untersuchenden Finger entgegenbewegen.

Zum Schluss können sie Zervixschleim direkt aus dem Muttermund entnehmen. Dazu drücken Sie den Gebärmutterhals mit zwei Fingern leicht zusammen und führen die Finger anschließend dann in geschlossener Position aus der Scheide heraus. Den zwischen den Fingern haftenden Schleim beurteilen Sie nach den bekannten Kriterien (siehe S. 50).

Veränderungen des Gebärmutterhalses

Erfahrungsgemäß ist es am günstigsten, sich für eine der beiden Möglichkeiten zu entscheiden und diese beizubehalten.

Nicht jede Frau kann immer alle Veränderungen des Gebärmutterhalses beobachten. Manche erfassen möglicherweise nur Öffnungsgrad oder Festigkeit. Dies ist durchaus ausreichend.

Wenn Sie irgendwelche Veränderungen tasten, die Sie sich nicht erklären können, sollten Sie dies von einem Frauenarzt oder einer Frauenärztin abklären lassen.

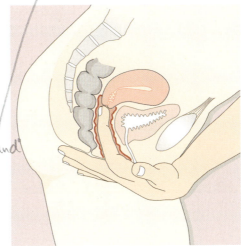

▲ Abb. 49: Längsschnitt durch das weibliche Becken und Handhaltung bei der Selbstuntersuchung.

Eintragung ins Zyklusblatt
Die Beobachtungen der Selbstuntersuchung werden auf dem Zyklusblatt unten in die Rubrik »Gebärmutterhals« eingetragen (Abb. 50).

Öffnung: Benutzen Sie je nach Öffnungsgrad folgende Symbole:
geschlossen   •
teilweise geöffnet   ○
vollständig geöffnet   ○

Lage: Unterscheiden Sie in der gleichen Spalte durch entsprechende Eintragungen, ob der Gebärmutterhals tiefer oder höher steht.

Festigkeit: Tragen Sie je nach Beschaffenheit des Gebärmutterhalses in die Spalte »Festigkeit« hart (h) oder weich (w) ein.

93

4 Die Methode

▶ Abb. 50: Eintragung der Beobachtung bei der Selbstuntersuchung des Gebärmutterhalses.

		1	2	3	4	5	6	7	8	9	10	11	12	13	14	15	16	17	18	19	20	21	22	23
	36,0																							
	Zyklustag	1	2	3	4	5	6	7	8	9	10	11	12	13	14	15	16	17	18	19	20	21	22	23
	Datum:																							
	Blutung																							
Zervixschleim	Empfinden/ Fühlen						trocken	trocken	trocken	trocken	feucht	feucht	feucht	nass	nass	feucht	feucht	trocken						
	Aussehen						)	)	)	)	weißlich	dehnbar	dehnbar	=		cremig	dicklich	dicklich						
Gebär-mutter-hals	Lage + Öffnung						•	•	•	•	○	○	○	○	○	•	•	•						
	Festigkeit						hart	hart	hart	hart	weich	weich	weich	weich	weich	hart	hart							
	Verkehr																							
	Fruchtbare Tage																							

Auswertung der Selbstuntersuchung

Bei der Bestimmung von Anfang und Ende der fruchtbaren Zeit kann die Gebärmutterhalsuntersuchung das Schleimsymptom ersetzen. Allerdings führt das bei manchen Frauen zu einer Verlängerung der fruchtbaren Phase.

Regel:

1. Solange der Gebärmutterhals nach der Menstruation unverändert ist, können Sie Unfruchtbarkeit annehmen, sofern die 5-Tage-Regel oder die Minus-8-Regel nicht bereits Fruchtbarkeit anzeigen (doppelte Kontrolle).
2. Sobald irgendeine Veränderung des Gebärmutterhalses in der ersten Zyklusphase auftritt, beginnt die fruchtbare Zeit.
3. Ein hoch stehender, weicher, weit geöffneter Gebärmutterhals ist ein Zeichen für die hochfruchtbare Zeit.
4. Die unfruchtbare Zeit nach dem Eisprung beginnt am Abend des dritten Tages mit geschlossenem, hartem Gebärmutterhals in doppelter Kontrolle mit der Temperatur.

Eine Dreifachkontrolle von Temperatur, Zervixschleim und Gebärmutterhals ist nicht notwendig, da sich die Sicherheit dadurch nicht weiter erhöht. Dagegen reicht die alleinige Kombination von Zervixschleim und Gebärmutter-hals für eine sichere Bestimmung von Anfang und Ende der fruchtbaren Zeit nicht aus.

Andere Zeichen im Zyklus

Die weiteren möglichen Körperzeichen, die im Folgenden kurz beschrieben werden, können zwar nicht streng nach Regelwerk ausgewertet werden, stützen aber die Methodik und bestärken Sie in Ihrem Körpergefühl.

Brustsymptom

Viele Frauen merken, dass sich ihre Brust im Laufe des Zyklus verändert. Sie wird voller, schwerer, größer oder auch empfindlicher. Meist ist damit ein leichtes Ziehen, Stechen oder Kribbeln verbunden, es kann aber auch ein außerordentlich schmerzhaftes Spannungsgefühl auftreten.

Im Laufe des Zyklus können schmerzhafte Spannungsgefühle in der Brust auftreten.

Vereinzelt tritt das Brustsymptom schon um die Zeit des Eisprungs auf, meistens aber entwickelt es sich erst in der zweiten Zyklushälfte (Progesteronphase), nimmt bis zur Menstruation weiter zu und klingt mit Beginn der Blutung rasch wieder ab.

Das Brustsymptom tritt nicht so häufig und vor allem nicht regelmäßig genug auf, um es für die Bestimmung der unfruchtbaren Phase nach dem Eisprung nutzen zu können. Manchen Frauen liefert es jedoch zusätzliche Informationen über das Zyklusgeschehen und bestätigt die Auswertung von Schleim und Temperatur. Tragen Sie das Brustsymptom im Zyklusblatt mit einem »B« über der Temperaturkurve ein (siehe Abb. 45, S. 88).

Mittelschmerz

Viele Frauen nehmen ein weiteres Fruchtbarkeitszeichen wahr, den so genannten Mittelschmerz. Er wird sehr unterschiedlich beschrieben. Manche bemerken einen nicht

4 Die Methode

lokalisierbaren Schmerz im Unterbauch, der einen oder mehrere Tage lang dauert. Bei anderen setzt er plötzlich ein und hält einige Sekunden oder Minuten, manchmal auch Stunden an und ist gut im rechten oder linken Unterbauch abgrenzbar. Ein regelmäßiges Abwechseln zwischen der rechten oder linken Seite ist meist nicht zu erkennen. Der Mittelschmerz kann auch in Rücken, Beine und Dammbereich ausstrahlen.

Die Ursachen des Mittelschmerzes sind bis heute nicht genau bekannt. Es spricht viel dafür, dass dieses Ereignis durch eine Kapselspannung des wachsenden Eibläschens ausgelöst wird. Aber auch andere Ursachen wie z. B. eine schmerzhafte Reizung des Bauchfells werden diskutiert.

Wichtig
Der Mittelschmerz darf nicht mit dem Zeitpunkt des Eisprungs gleichgesetzt werden.

Welchen Nutzen hat der Mittelschmerz für die NFP? Der Mittelschmerz steht in engem zeitlichen Zusammenhang mit dem Eisprung, kann aber auf keinen Fall – wie es häufig geschieht – mit dem Zeitpunkt des Eisprungs gleichgesetzt werden. Er kann nämlich bereits wenige Tage vor, aber auch noch nach dem Eisprung auftreten. Er ist jedoch ein zusätzliches Zeichen der fruchtbaren Zeit und kann die übrigen Beobachtungen (Zervixschleim, Gebärmutterhals und Temperaturverlauf) bestätigen. Besonders Paare mit Kinderwunsch sollten auf den Mittelschmerz achten, da in dieser Zeit die Empfängniswahrscheinlichkeit deutlich erhöht ist.

Der Mittelschmerz wird über der Temperaturkurve mit der Abkürzung »M« eingetragen (siehe Abb. 45, S. 88).

Zwischenblutung

Manche Frauen beobachten gelegentlich in der fruchtbaren Zeit eine so genannte Zwischenblutung, die verschieden stark sein kann. Meist ist sie nur als leichte, rötliche oder bräunliche Verfärbung des Zervixschleims zu beobachten. Selten tritt sie als mehrtägige Blutung auf, die –

Andere Zeichen im Zyklus

ohne Kontrolle der Aufwachtemperatur – mit einer Periodenblutung verwechselt werden kann.

Die Zwischenblutung tritt in engem zeitlichen Zusammenhang zum Eisprung auf und wird vorwiegend mit natürlichen Hormonschwankungen um diese Zeit erklärt.

Sie wird im Zyklusblatt in der Zeile »Blutung« – je nach Stärke – mit Punkten oder Strichen eingetragen (siehe Abb. 12, S. 49).

Weitere Zeichen

Im Laufe des Zyklus beobachten manche Frauen noch verschiedene andere Veränderungen, die sie mit zunehmender Erfahrung einzelnen Zyklusphasen zuordnen können.

Beschrieben werden: Hauterscheinungen (Akne, Juckreiz, Anfärben des Goldringes usw.), Fettigwerden der Haare, Gewichtsschwankungen, Wassereinlagerungen, Spannungsgefühl im Bereich der Schamlippen, verstärkter Harndrang, Blähungen, Verstopfung oder Durchfall, Stimmungsschwankungen, Abgeschlagenheit oder Tatendrang, veränderte körperliche Leistungsfähigkeit, gesteigertes oder vermindertes Bedürfnis nach Sexualkontakt usw.

Beim Kennenlernen des eigenen Körpers wird jede Frau unterschiedliche Beobachtungen machen können. Tragen Sie solche Beobachtungen auf dem Zyklusblatt in der Spalte »Besonderheiten« ein.

Veränderungen der Libido

»Wenn ich kann, dann mag ich nicht, und wenn ich mag, dann darf ich nicht.« So oder ähnlich beschreiben manche Frauen ihr Gefühlsleben in der fruchtbaren Zeit. Andere wiederum haben besonders in der unfruchtbaren Zeit auffallend viel Lust, und wieder andere kennen solche Stimmungsschwankungen so gut wie gar nicht.

Tipp
Probieren geht über Studieren. Lassen Sie sich auf die Erfahrungen mit der NFP ein und entdecken Sie, was Ihrem Lebensgefühl am ehesten entspricht und Ihre Freude am Miteinander und an der gelebten Sexualität fördert. Nur so können Sie Ihre Antwort finden.

4 Die Methode

Wissenschaftliche Studien haben immer wieder versucht, diesem Phänomen auf die Spur zu kommen und vielfältige Untersuchungen an Frauen durchgeführt. Die Ergebnisse sind teilweise sehr widersprüchlich.

Klar scheint zu sein, dass in der Östrogen-betonten Phase um den Eisprung die hormonelle Stimulation sich positiv auf die weibliche Libido auswirkt. Andererseits scheinen aber die partnerschaftliche Konstellation, eine stimmungsvolle Atmosphäre, nachhaltiges Umwerben und Flirten, aber auch Beziehungsprobleme, familiäre und berufliche Belastungen von ähnlichem Gewicht zu sein, so dass letztlich die Libido von vielen verschiedenen Faktoren beeinflusst wird und abhängig ist.

Die Sicherheit der Methode

NFP ist eine hochsichere Methode.

Die in diesem Buch dargestellte symptothermale Methode ist eine Mehrzeichenmethode, bei der zwei voneinander unabhängige Symptome sich gegenseitig ergänzen und absichern. Durch die Beobachtung mehrerer Zeichen wird der Zyklus besser interpretierbar, die Anwendung praktikabler und die Auswertung sicherer. Damit wird die NFP zu einer echten sicheren Alternative.

Wie wird die Sicherheit einer Familienplanungsmethode gemessen?

Pearl-Index. Die Sicherheit einer Familienplanungsmethode wird meist mit Hilfe des so genannten Pearl-Index bestimmt. Der Pearl-Index gibt an, wie viele Schwangerschaften entstehen, wenn eine bestimmte Methode 100 so genannte Frauenjahre (ein Frauenjahr entspricht 12 Zyklen), d. h. 1200 Zyklen lang angewandt wird. So besagt ein Pearl-Index von 2 beispielsweise, dass zwei unbeabsichtigte Schwangerschaften in 1200 Anwendungszyklen (100 »Frauenjahre«) auftreten. Ist der Pearl-Index dagegen

98

Die Sicherheit der Methode

z.B. 0,5, dann tritt nur in einem von 2400 Zyklen (200 »Frauenjahre«) eine unbeabsichtigte Schwangerschaft auf.

Die Sicherheit einer Familienplanungsmethode hängt von zwei Faktoren ab: einmal von der Methode selbst, zum anderen aber auch von der Zuverlässigkeit der Anwender. Man unterscheidet deshalb zwischen Methodensicherheit und Gebrauchssicherheit.

Für die Sicherheit einer Methode ist auch die zuverlässige Anwendung entscheidend.

Gebrauchssicherheit. Bei Angaben zur Gebrauchssicherheit werden alle unbeabsichtigten Schwangerschaften herangezogen, auch jene, welche durch fehlerhafte Anwendung eingetreten sind (z.B. Vergessen der Pilleneinnahme oder bei der NFP Verkehr in der fruchtbaren Zeit).

Methodensicherheit. Zur Feststellung der Methodensicherheit werden nur diejenigen unbeabsichtigten Schwangerschaften berücksichtigt, die trotz korrekter Anwendung (z.B. trotz täglicher Pilleneinnahme oder bei der NFP ohne Verkehr in der fruchtbaren Zeit) aufgetreten sind.

Wie sicher ist die symptothermale Methode bei richtiger Anwendung?
Wenn ein Paar sich strikt an die Regeln hält, ist die Schwangerschaftsrate äußerst gering. Bei der seit 1984 an

---

WISSEN

Hundertprozentig sicher ist keine Verhütungsmethode

Von 100 Frauen, die regelmäßig ungeschützt, d.h. ohne Verhütungsmittel Verkehr haben, werden innerhalb eines Jahres 70 bis 80 schwanger. Bei Anwendung verschiedener Verhütungsmethoden wird die Möglichkeit für eine Schwangerschaft in unterschiedlichem Maße verringert, bei manchen nahezu unwahrscheinlich. Hundertprozentig sicher ist jedoch keine Methode.

4 Die Methode

Die Methodensicherheit liegt mit einem Pearl-Index von 0,4 im Bereich der Pille. Das heißt, die symptothermale Methode ist bei richtiger Anwendung sehr sicher.

der Universität Düsseldorf zu dieser Methode laufenden Sicherheitsstudien wurden bisher bei 7866 Zyklen nur 3 unbeabsichtigte Schwangerschaften festgestellt, die auf das Versagen der Methode zurückzuführen sind. Das entspricht einer Methodensicherheit von 0,4 (Pearl-Index). Damit liegt die Sicherheit der symptothermalen Methode bei richtigem Gebrauch im Bereich der Pille.

Alle drei Schwangerschaften entstanden durch Verkehr in der durch die Methode definierten unfruchtbaren Phase am Zyklusanfang. Das ist auch der Grund, warum manche Paare, die eine Methodensicherheit wünschen, die an Null heranreicht, ihren Verkehr auf die unfruchtbare Zeit nach dem Eisprung beschränken.

Welche Faktoren beeinflussen die Sicherheit?

Die Sicherheit der NFP ist in hohem Maße vom Verhalten des Paares abhängig. Bei der oben genannten Studie zur Sicherheit der symptothermalen Methode ergab sich eine Gebrauchssicherheit von 2,3 (Pearl-Index) bei 28 unbeabsichtigten Schwangerschaften auf 14.870 Zyklen. Bei 25 dieser Schwangerschaften fand Verkehr in der fruchtbaren Zeit statt. Wenn zusätzlich Barrieremethoden (z.B. Kondom) in der fruchtbaren Zeit benutzt wurden, ohne dass zusätzlich ungeschützter Verkehr in der fruchtbaren Zeit stattfand, betrug die Schwangerschaftsrate ebenfalls 0,4 (Pearl Index) bei einer Schwangerschaft in 2917 Zyklen.

Einhalten der Regeln. Die meisten unbeabsichtigten Schwangerschaften entstehen dadurch, dass das Paar sich nicht an die Regeln hält und wissentlich in der fruchtbaren Zeit Verkehr hat. Viele »riskieren« es einfach einmal, vor allem ganz am Anfang der fruchtbaren Zeit, in dem Bewusstsein, dass die Möglichkeit, schwanger zu werden, in diesen ersten Tagen noch nicht so hoch ist.

Die Sicherheit der Methode

Die Wahrscheinlichkeit steigt umso rascher an, je näher der Eisprung rückt. Nach dem Eisprung fällt die Empfängniswahrscheinlichkeit rasch wieder ab und ist in der Temperaturhochlage praktisch gleich Null (Abb. 51).

Motivation. Die Sicherheit der NFP hängt weiter entscheidend davon ab, wie stark in einer Partnerschaft die momentane Motivation ist, eine Schwangerschaft tatsächlich vermeiden zu wollen. Ob sich die Partner in dieser Frage einig sind und ob sie sich offen und ehrlich über ihre Sexualität und Familienplanung verständigen können, sind weitere, für die Sicherheit entscheidende Aspekte.

Wichtig
Die hier beschriebene symptothermale Methode selbst ist hochsicher. Welche Sicherheit Sie unter Alltagsbedingungen dann tatsächlich erreichen, liegt in Ihrer Hand und der Ihres Partners.

Auswertungsfehler. Ganz besonders wichtig aber ist, dass die fruchtbare Zeit richtig bestimmt wird. In der oben genannten Studie zur Gebrauchssicherheit hielten sich

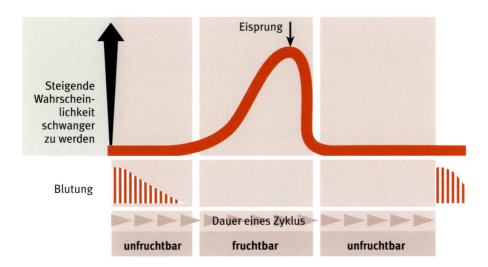

▲ Abb. 51: Die Veränderung der Empfängniswahrscheinlichkeit in Beziehung zum Zeitpunkt des Eisprungs.

101

4 Die Methode

manche irrtümlicherweise für unfruchtbar, weil sie die Methodenregeln falsch interpretierten. Eine gewisse Gefahr besteht z. B. darin, dass beim Erlernen der Methode Missverständnisse und Unklarheiten auftreten, die dann die Sicherheit der Auswertung beeinflussen.

Deshalb ist es immer besser, wenn Sie durch geschulte NFP-Berater und Beraterinnen eine gute Einführung in die Methode erhalten. (S. 19)

Wie unterscheidet sich die symptothermale Methode von anderen natürlichen Methoden?

Unter dem Begriff »Natürliche Familienplanung« werden weltweit viele verschiedene Methoden verstanden, auch die unsicheren und völlig veralteten Kalendermethoden (siehe S. 20) und die Ovulationsmethode, die sich grundlegend von der hier dargestellten NFP-Methode dadurch unterscheidet, dass sie nur ein Zeichen zur Eingrenzung der fruchtbaren Phase heranzieht (siehe S. 21),

Die sicherste unter den natürlichen Methoden ist die in diesem Buch dargestellte symptothermale Methode. Sie ist eine Mehrzeichenmethode, bei der die verschiedenen Symptome einander ergänzen und absichern. Durch die Beobachtung mehrerer Zeichen wird der Zyklus besser interpretierbar, die Auswertung sicherer und die Anwendung praktikabler. Die hohe Sicherheit wird dadurch erreicht, dass jeweils zwei voneinander unabhängige Kriterien den Beginn bzw. das Ende der fruchtbaren Zeit anzeigen.

Am Zyklusanfang ist es die Minus-8-Regel bzw. die 5-Tage-Regel in doppelter Kontrolle mit dem Zervixschleim, am Ende der fruchtbaren Zeit die Basaltemperatur ebenfalls in doppelter Kontrolle mit dem Schleimsymptom. Die Beobachtung des Zervixschleims kann ohne Sicherheitsverlust durch die Untersuchung des Gebärmutterhalses ersetzt werden.

Es bedeutet keinen Sicherheitszuwachs, neben der Temperatur die beiden Zeichen Zervixschleim und Gebärmutterhals gleichzeitig zu beobachten, während es einen erheblichen Sicherheitsverlust bedeutet, bei der Bestimmung von Anfang und Ende der fruchtbaren Zeit sich ausschließlich auf Zervixschleim und/oder Gebärmutterhals zu verlassen (Ausnahme Stillzeit, siehe S. 125).

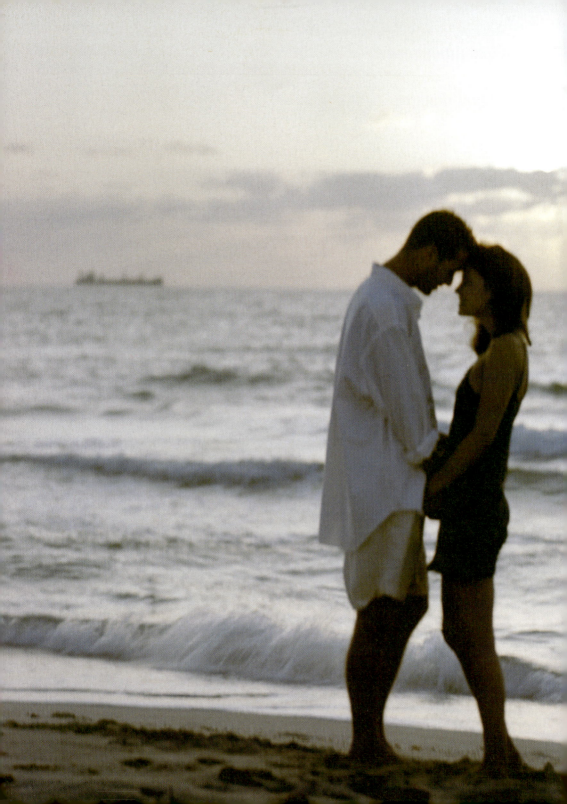

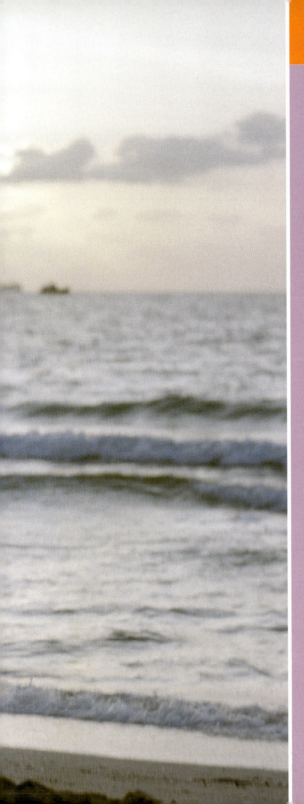

5

Die NFP kann helfen, schwanger zu werden

Wer die NFP kennt, ist gut gerüstet, um auf natürliche Weise seinen Kinderwunsch zu erfüllen. Durch die Beobachtung der Fruchtbarkeitszeichen können Paare mit Kinderwunsch die optimal empfängnisfähige Phase im Zyklus erkennen und ihren Verkehr darauf abstimmen. Meistens braucht es nur wenige Zyklen, bis eine Frau schwanger ist. Dauert es dann doch etwas länger, liefern die Zyklusaufzeichnungen dem betreuenden Arzt wichtige Informationen über den Zyklus und manchmal bereits erste diagnostische Hinweise.

5 Kinderwunsch

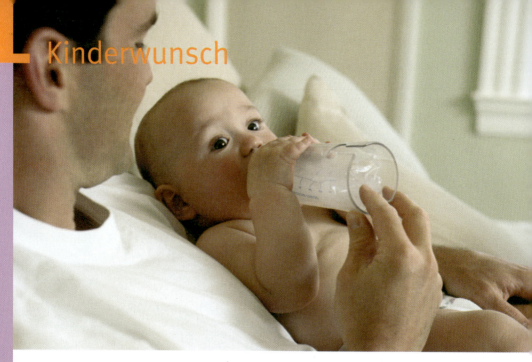

Der Zeitpunkt, sich ein Kind zu wünschen, hat sich im Lebensplan vieler Paare im Vergleich zu früheren Generationen verschoben. Nicht wenige wollen beruflich erst Fuß fassen, bevor sie an eine Familie denken. Wenn es dann so weit ist, sind sie oft ganz erstaunt, dass es nicht immer sofort mit der Schwangerschaft »klappt«.

Dabei ist es aber auch in jüngeren Jahren völlig normal, dass »es« etwas dauert mit dem Wunschkind. Selbst bei Verkehr am fruchtbarsten Zyklustag werden nur etwa 27 % der Frauen spontan im laufenden Zyklus schwanger.

Wie schnell kann ich mit einer Schwangerschaft rechnen?

Bei ca. 60 % der Paare mit Kinderwunsch wird die Frau innerhalb der ersten sechs Monate schwanger, bei allen anderen dauert es länger. Es hat nicht unbedingt etwas zu bedeuten, wenn es bei Ihnen einige Zyklen dauert.

Manche Frauen werden allein deshalb nicht schwanger, weil sie oft nur dann Verkehr haben, wenn eine Empfängnis unwahrscheinlich oder unmöglich ist. Das liegt vielleicht daran, dass sie meinen, dass die fruchtbaren Tage genau in der Mitte des Zyklus liegen. Der Eisprung und die fruchtbaren Tage sind jedoch nicht so regelmäßig, wie man im Allgemeinen denkt. Hier kommt es darauf an, die besonders fruchtbaren Tage im Zyklus zu kennen und zu beobachten.

Wenn Ihr Kinderwunsch länger als ein Jahr unerfüllt bleibt, obwohl Sie in der von Ihnen beobachteten fruchtbaren Phase Verkehr haben, sollten Sie einen Arzt aufsuchen. Meistens können die Ursachen festgestellt und oft auch behoben werden.

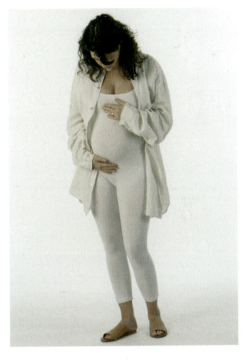

▲ Bei 60 % der Paare mit Kinderwunsch »klappt es« innerhalb von 6 Monaten.

Wann besteht die größte Chance auf eine Schwangerschaft?

Zervixschleimbeobachtung. Die fruchtbaren Tage können Sie vor allem durch die Zervixschleimbeobachtung bestimmen (siehe S. 49). Die Empfängniswahrscheinlichkeit ist am größten an Tagen mit Zervixschleim der besten Qualität und an den Tagen unmittelbar danach bis zum Tag der ersten höheren Temperaturmessung einschließlich bzw. bis zum 3. Tag nach dem Höhepunkt des Schleimsymptoms.

Untersuchung des Gebärmutterhalses. Auch durch die Selbstuntersuchung des Gebärmutterhalses können Sie die besonders fruchtbaren Tage ermitteln. Die Möglichkeit, schwanger zu werden, ist am größten, wenn der Ge-

5 Kinderwunsch

bärmutterhals hoch steht, weit geöffnet und weich ist (siehe S. 90).

Zusätzliche Zeichen. Wenn Sie auch noch einen Mittelschmerz oder eine Zwischenblutung feststellen können, ist dies für Sie ein weiteres zusätzliches Zeichen für die hochfruchtbare Zeit (siehe S. 95).

Sex: wie oft?

Manche Paare meinen, sie müssen an den fruchtbaren Tagen täglich Verkehr haben, um die Chancen für eine Schwangerschaft zu optimieren. Das ist jedoch nicht notwendig. Es ist manchmal sogar vorteilhaft, wenn Sie in der fruchtbaren Zeit nur alle zwei bis drei Tage Verkehr haben.

Kinderwunsch und unregelmäßige Zyklen

Bei unregelmäßigen Zyklen hilft die NFP die fruchtbare Zeit sicher zu erfassen.

Für Frauen mit unregelmäßigen Zyklen ist es besonders interessant, den Rhythmus des eigenen Körpers ganz bewusst wahrzunehmen und zu nutzen, um so die Wahrscheinlichkeit für eine Schwangerschaft zu erhöhen. So kann z. B. in einem langen Zyklus der Eisprung sehr spät auftreten (Abb. 52 a, b). Mit Hilfe der NFP kann die fruchtbare Phase trotzdem deutlich eingegrenzt werden.

Liegen gehäuft unregelmäßige Zyklen vor, ist es wichtig, den Frauenarzt aufzusuchen, um die Ursache einer solchen Hormonstörung abzuklären und um festzustellen, ob diese behandelt werden muss.

Kinderwunsch und unregelmäßige Zyklen

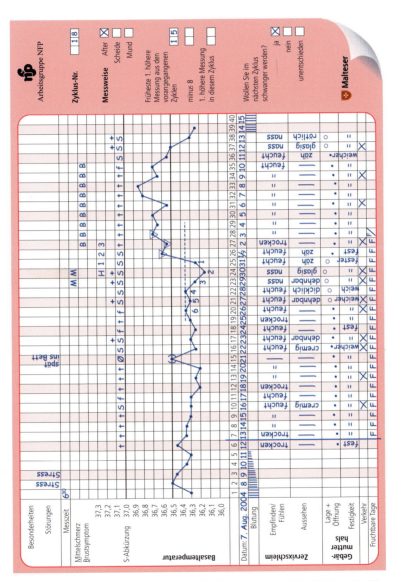

▲ Abb. 52a: Simone M., 29 Jahre, verheiratet, Kinderwunsch seit fünf Zyklen. Da Simone M. unregelmäßige Zyklen (Zykluslängen zwischen 28 und 39 Tagen) hat, ist die Zervixschleimbeobachtung zur Feststellung der hochfruchtbaren Zeit besonders wichtig. Sowohl im 18. wie im 19. Zyklus hat sie relativ spät im Zyklus ihren Eisprung. Aufgrund ihrer Körperbeobachtungen kann sie aber die fruchtbaren Tage gut erfassen.

5 Kinderwunsch

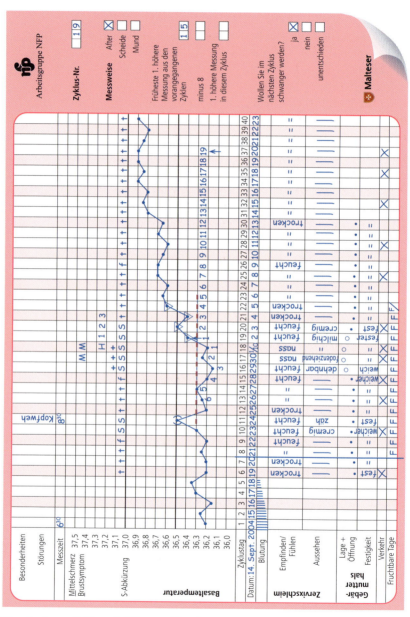

▲ Abb. 52b: Im 19. Zyklus wird Simone M. schwanger. Auffallend ist, dass in diesem Zyklus der Eisprung eine Woche früher aufgetreten ist als im vorhergehenden Zyklus.

Feststellen einer Schwangerschaft

Hat eine Befruchtung stattgefunden, so geht der Gelbkörper im Eierstock nicht wie in einem normalen Zyklus nach 12 bis 16 Tagen zugrunde, sondern bleibt für Monate erhalten und bildet weiterhin – nun in großen Mengen – Progesteron. Dieses Hormon sorgt dafür, dass die Gebärmutterschleimhaut nicht abgestoßen, sondern weiter mit Nährstoffen angereichert wird. Deshalb bleiben die Blutung aus und die Aufwachtemperatur in der Hochlage.

Damit lässt sich anhand der Zyklusaufzeichnungen feststellen, ob eine Schwangerschaft eingetreten ist. Dauert die Temperaturhochlage länger als 18 Tage (vom Tag der ersten höheren Temperaturmessung an gezählt) und ist bis dahin keine Blutung eingetreten, so ist mit großer Wahrscheinlichkeit eine Schwangerschaft eingetreten.

Berechnen des voraussichtlichen Geburtstermins

Wenn eine Temperaturkurve vorliegt, kann der voraussichtliche Geburtstermin genauer bestimmt werden, als dies anhand der letzten Menstruationsblutung möglich ist. Zwischen erster höherer Messung und errechnetem Geburtstermin liegen 266 Tage.

Der Geburtstermin kann nach folgender Regel berechnet werden: Vom Datum der ersten höheren Messung ziehen Sie sieben Tage ab. Von diesem Datum ziehen Sie noch einmal drei Monate ab. Dann rechnen Sie ein Jahr hinzu und erhalten den voraussichtlichen Geburtstermin.

5 Kinderwunsch

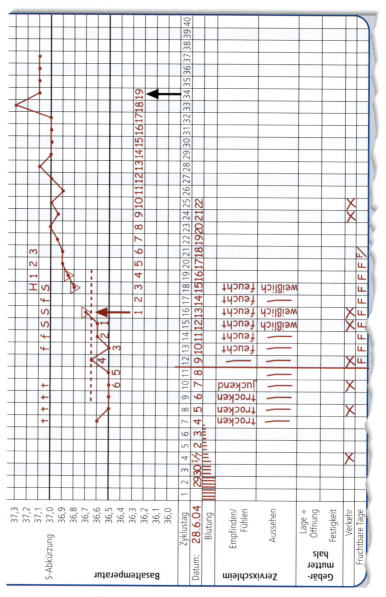

▲ Abb. 53: Bei Jasmin K. ist in diesem Zyklus eine Schwangerschaft eingetreten. Schwarzer Pfeil: 18 Tage Temperaturhochlage überschritten; roter Pfeil: Tag der ersten höheren Messung. Von da an sind es noch 266 Tage bis zum errechneten Geburtstermin am 06.04.2005.

Berechnen des voraussichtlichen Geburtstermins

Beispiel: Jasmin K. hat am 13.7.2004 ihre erste höhere Messung markiert (Abb. 53). Den Geburtstermin errechnet sie nach der oben genannten Regel:

Datum der ersten höheren Messung	13.7.2004	
	– 7 Tage	– 7 Tage
	= 6.7.2004	=
	– 3 Monate	– 3 Monate
	6.4.2004	=
	+ 1 Jahr	+ 1 Jahr
Errechneter Geburtstermin	= 6.4.2005	

113

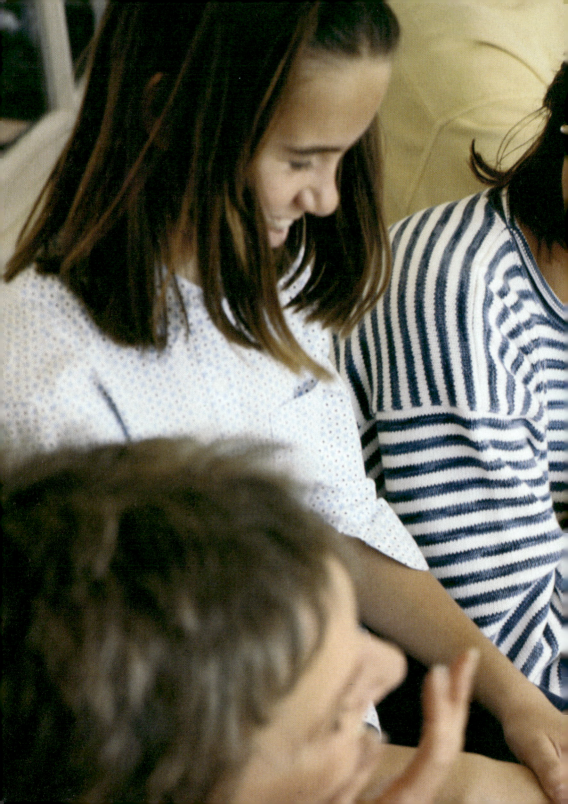

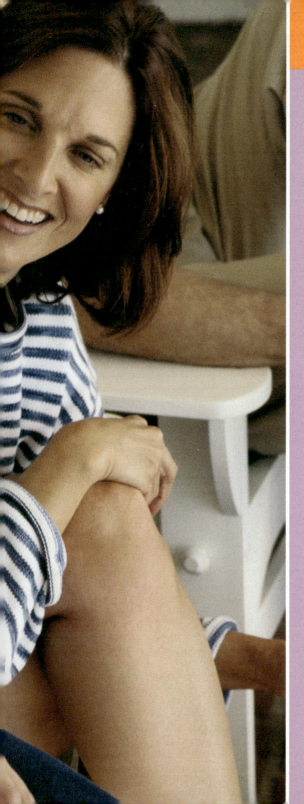

6

Absetzen der Pille, Stillzeit, Wechseljahre

Etwa die Hälfte der Frauen, die die Pille absetzen, wird in den ersten Monaten danach mit mehr oder weniger starken Zyklusbeeinträchtigungen konfrontiert. In der Regel reguliert sich das Zyklusverhalten aber dann innerhalb der ersten neun Monate von alleine.

Stillen verzögert die Wiederkehr der Fruchtbarkeit nach der Geburt eines Kindes. Mit der NFP lässt sich der erste Eisprung nach der Entbindung sicher erfassen.

Entgegen oft geäußerter Ansicht sind auch in den Wechseljahren die meisten Zyklen problemlos nach der symptothermalen Methode auszuwerten.

6 Besondere Lebensphasen

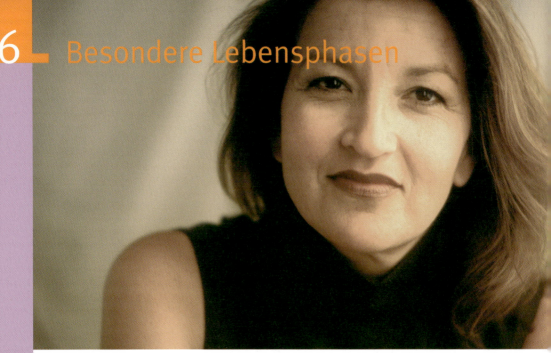

NFP nach Absetzen der Pille

Gut ein Drittel der Frauen, die eine NFP-Beratung aufsuchen, befinden sich in der Situation nach Absetzen der Pille. Während der Pilleneinnahme findet im Allgemeinen kein Eisprung statt. Wie lange es nach Absetzen der Pille dauert, bis die Eierstöcke ihre normale Tätigkeit wieder aufnehmen, lässt sich für die einzelne Frau nicht vorhersagen.

Nach dem Absetzen der Pille sind die Zyklen in der Hälfte der Fälle sofort wieder normal. Es können aber auch gehäuft Zyklen mit langen Eireifungsphasen und damit verspäteten Temperaturanstiegen, Zyklen mit verkürzten Gelbkörperphasen und Zyklen ohne Eisprung auftreten. In einzelnen Fällen kann es besonders lange dauern, bis sich die erste Temperaturhochlage ausbildet und die unfruchtbare Zeit nach dem Eisprung bestimmt werden kann.

Auch das Schleimbild entwickelt sich nach Absetzen der Pille unter Umständen nicht wie gewöhnlich. Aufgrund

NFP nach Absetzen der Pille

WISSEN

Studienergebnisse: Wie verlaufen die Zyklen nach Absetzen der Pille?

Im Rahmen einer Langzeitstudie wurden etwa 3000 Zyklen von 175 Frauen, die unmittelbar nach Absetzen der Pille mit ihren Zyklusaufzeichnungen begonnen hatten, mit etwa 6000 Zyklen von 284 NFP-Anwenderinnen, die noch nie die Pille eingenommen haben, verglichen.

Bei etwa der Hälfte der Frauen stellten sich sofort nach Absetzen der Pille wieder normale Zyklen ein. Bei der anderen Hälfte der Fälle ließen sich für eine gewisse Zeit verschiedene Zyklusbeeinträchtigungen erkennen.

Die durchschnittliche Zykluslänge nach Absetzen der Pille war bis zum 9. Zyklus etwas verlängert. Neben langen Eireifungsphasen mit verspäteten Temperaturanstiegen fand sich ein deutlich höherer Prozentsatz an Zyklen mit Gelbkörperschwäche, die sich in verkürzten Temperaturhochlagen widerspiegeln. Bis zum 7. Monat nach Absetzen der Pille fanden sich auch vermehrt Zyklen über 35 Tage bzw. Zyklen, in denen der Eisprung ganz ausblieb (monophasische Zyklen; siehe S. 42).

1,8 % der Frauen erlebten ein Ausbleiben der Periode direkt nach Absetzen der Pille. Bei weiteren 3,2 % trat zwar zunächst ein- bis zweimal eine Periodenblutung auf, bis es dann zum Ausbleiben der Monatsblutung kam.

Die längste beobachtete so genannte Post-Pill-Amenorrhö dauerte 13 Monaten nach Absetzen der Pille. In diesen seltenen Fällen dauerte es besonders lange, bis sich die erste Temperaturhochlage ausbildete und eine unfruchtbare Zeit nach dem Eisprung bestimmt werden konnte.

Insgesamt bleibt festzuhalten, dass sich die Zyklen, von einigen Ausnahmen abgesehen, bis zum 9. Monat nach Absetzen der Pille wieder weitgehend normalisiert hatten.

der häufig noch gestörten Eireifung und der damit verbundenen Hormonschwankungen ist es für die erste Zeit typisch, dass entweder kein Zervixschleim zu beobachten ist oder lang anhaltende Schleimphasen auftreten. Auch wechselnde Phasen mit und ohne Zervixschleim sind für diese Situation normal. Diese Schwankungen machen es

6 Besondere Lebensphasen

den Frauen manchmal schwer, ihr individuelles Schleimmuster zu deuten. Möglich ist ebenfalls, dass sich der Zervixschleim in den ersten Zyklen selbst um die Zeit des Eisprungs nicht so charakteristisch verändert, wie das dann in späteren Zyklen der Fall ist. Ein Zusammenhang zwischen der Häufigkeit und dem Schweregrad dieser Veränderungen einerseits und dem Pillenpräparat sowie der Einnahmedauer andererseits ist bisher nicht nachgewiesen.

Methodenregeln nach Absetzen der Pille
Regel:
Im ersten Zyklus nach Absetzen der Pille gelten die ersten 5 Zyklustage (gezählt ab dem 1. Tag der Blutung) als unfruchtbar (Abb. 54). Danach muss bis zur Auswertung der ersten Temperaturhochlage in doppelter Kontrolle Fruchtbarkeit angenommen werden.

Für die weiteren Zyklen gelten die selben Regeln wie für die NFP-Anfängerin (5-Tage-Regel, kontrolliert durch die Minus-8-Regel). Auf Erfahrungen aus der Zeit vor der Pilleneinnahme können Sie nicht zurückgreifen.

Sonderregel:
Für die Auswertung der ersten Temperaturhochlage nach Absetzen der Pille wird als Sonderregel eine zusätzliche höhere Messung benötigt. Dazu werten Sie die Temperatur zunächst nach den üblichen Regeln aus. Dann warten Sie am folgenden Tag eine weitere höhere Messung ab, die zwar über den sechs niedrigen Werten liegen, aber keine 2/10 °C höher sein muss (Abb. 54).

Die unfruchtbare Zeit beginnt am Abend dieses Tages in doppelter Kontrolle mit dem Schleimsymptom. Für alle weiteren Zyklen gelten dann die bekannten symptothermalen Regeln.

> *Wichtig*
> Eine Schwangerschaft ist bereits im ersten Zyklus nach Absetzen der Pille möglich!

Methodenregeln nach Absetzen der Pille

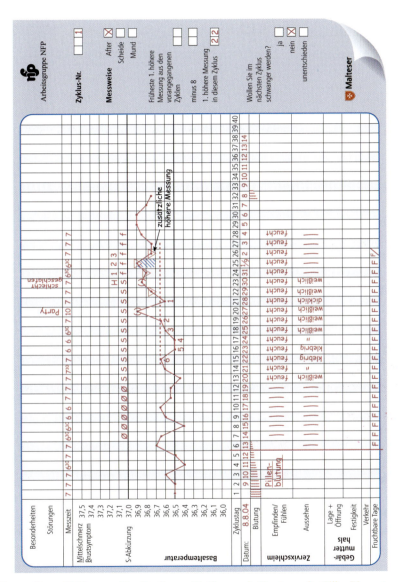

▲ Abb. 54: Erster Zyklus von Monika S. unmittelbar nach Absetzen der Pille. Die ersten 5 Zyklustage sind unfruchtbar. Für die Auswertung der ersten Temperaturhochlage wird als Sonderregel eine zusätzliche höhere Messung benötigt. Die unfruchtbare Zeit nach dem Eisprung beginnt in doppelter Kontrolle mit dem Schleimsymptom am Abend des 26. Zyklustages.

6 Besondere Lebensphasen

NFP in der Stillzeit

Stillen ist »in«. Nachdem Generationen von Müttern sich in Sachen Babyflasche, Trockenpulver und Beikost weitergebildet haben, ist Stillen wieder Thema. Das ist auch kein Wunder. Schließlich liefert Ihnen kein technisch noch so ausgeklügeltes System stets pünktlich ausreichend warme, keimfreie und allergenarme, nährstoffreiche und auf den kindlichen Bedarf abgestimmte Babynahrung kostenlos frei Haus.

Stillen hat aber noch mehr Vorteile. Es fördert die Rückbildungsvorgänge im Wochenbett, schützt Ihr Kind in den ersten Monaten vor vielfältigen Erkrankungen und »zieht« den Zeitpunkt der Rückkehr der mütterlichen Fruchtbarkeit in die Länge, was bis heute noch in vielen Kulturen der die Kinderzahl bestimmende Faktor ist.

Fruchtbarkeit nach der Geburt und in der Stillzeit

Wann die Fruchtbarkeit nach der Geburt wieder einsetzt, bestimmt vor allem das Stillverhalten.

Der Zeitpunkt der Wiederkehr der Fruchtbarkeit nach der Geburt eines Kindes ist von Frau zu Frau sehr unterschiedlich. Er hängt vor allem davon ab, ob und wie häufig Sie Ihr Kind stillen. Dabei spielen komplexe hormonelle Vorgänge eine Rolle, an denen das Milchbildungshormon, das so genannte Prolaktin, entscheidend beteiligt ist.

Prolaktin wird schon während der Schwangerschaft in erhöhtem Maße gebildet. Wenn Sie voll stillen, bleibt die Prolaktinkonzentration zunächst noch deutlich erhöht und nimmt erst allmählich über Wochen, teilweise auch über Monate, ab. Dabei gilt: Je häufiger Sie Ihr Kind anlegen, umso langsamer sinkt während der ersten Wochen der Prolaktinspiegel und umso länger besteht die natürliche Unfruchtbarkeit nach der Geburt.

Fruchtbarkeit nach der Geburt und in der Stillzeit

Wenn Sie Ihr Kind gar nicht oder nur kurz nach der Entbindung stillen, sinkt der Prolaktinspiegel rasch ab und Sie können bereits ab der vierten Woche nach der Entbindung mit der Rückkehr Ihrer Fruchtbarkeit rechnen (Abb. 55).

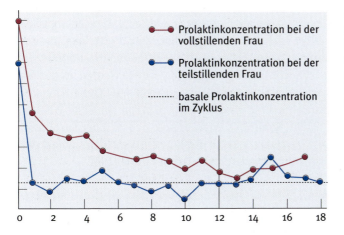

◄ Abb. 55: Der unterschiedliche Verlauf der Prolaktinkurve in den ersten Monaten nach der Entbindung in Abhängigkeit vom Stillverhalten.

Voll stillen bedeutet, dass Sie Ihr Kind ganz nach Bedarf, d. h. auch nachts stillen. Gelegentliche Flüssigkeitsgaben und auch gelegentliches Probieren von fester Nahrung sind dabei ohne Bedeutung, sofern Sie keine Stillmahlzeit dadurch ersetzen. Mit einer Rückkehr der Fruchtbarkeit müssen Sie immer dann besonders rechnen, wenn das Stillen zurückgeht, andere Nahrung die Stillmahlzeiten ersetzt, Ihr Kind durchzuschlafen beginnt oder abgestillt wird.

Bei vollem Stillen ist die Wahrscheinlichkeit, schwanger zu werden, in den ersten 10 Wochen nach der Geburt äußerst gering (unter 1 %).

6 Besondere Lebensphasen

Beobachtung der Körperzeichen in der Stillzeit

Temperatur

Nach der Entbindung nimmt die Basaltemperatur meist einen eher etwas unruhigen bzw. wellenförmigen Verlauf, der sich dann aber vor der ersten Temperaturhochlage beruhigt. Manche Frauen glauben, dass die Temperatur deswegen so unruhig verläuft, weil sie nachts häufiger stillen oder aufstehen, weil das Kind versorgt werden muss. Doch dem ist in aller Regel nicht so. Egal, wie häufig Sie nachts durch Ihr Kind gestört werden, wenn der erste Eisprung ansteht, kommt es erfahrungsgemäß zu einer Beruhigung der Temperatur in der Tieflage und zu einem gut erkennbaren und auswertbaren Temperaturanstieg.

Wenn Sie nicht oder nur teilweise stillen, sollten Sie ab der 4. Woche nach der Entbindung mit dem Temperaturmessen beginnen.

Tipp

Falls Sie sich nicht so richtig entschließen können, über mehrere Monate »durchzumessen«, dann sollten Sie zumindest immer dann zum Thermometer greifen, wenn Sie Zervixschleim beobachten und an diesen Tagen und den Tagen danach Ihre Temperatur kontrollieren.

Wenn Sie voll stillen, haben Sie noch Zeit mit dem Messen; denn, wie bereits ausgeführt, ist nicht damit zu rechnen, dass bereits in diesen frühen Wochen ein Eisprung stattfinden wird. Die meisten Frauen fangen in dieser Situation etwa ab der 10./12. Woche wieder mit dem Messen an.

Zervixschleim

Mit der Zervixschleimbeobachtung und gegebenenfalls auch mit der Untersuchung des Gebärmutterhalses sollten Sie beginnen, sobald der Wochenfluss zum Erliegen gekommen ist. (Bei den meisten Frauen ist das etwa in der sechsten oder siebten Woche der Fall.) Das hat den Vorteil, dass Sie sich in dieser Zeit in aller Ruhe mit ihrem Zervixschleimmuster vertraut machen können, ohne bereits auf die Auswertung der fruchtbaren und unfruchtbaren Tage achten zu müssen.

Beobachtung der Körperzeichen in der Stillzeit

Etwa 40 % der Frauen erleben, nachdem der Wochenfluss aufgehört hat, eine unterschiedlich lange Phase, in der sie sich ausgesprochen trocken fühlen oder nichts empfinden und keinerlei Zervixschleim beobachten können. Etwa 7 % beobachten ein über Wochen unverändertes Schleimmuster. Einige wenige von ihnen fühlen sich ständig feucht, die meisten anderen aber sehen über längere Zeit hinweg täglich dicklichen, weißlichen Zervixschleim. Wenn dieses Schleimmuster mindestens drei Wochen unverändert auftritt, gilt es als »Grundmuster der Unfruchtbarkeit«.

Für viele andere – auch erfahrene NFP Anwenderinnen – hält die Beobachtung des Zervixschleims nach der Geburt eines Kindes durchaus Überraschungen bereit. Denn mitunter beobachten sie von Anfang an wechselnde, unterschiedlich lange und auch qualitativ unterschiedliche Schleimphasen. Dies ist auch einer der Gründe, warum manche Frauen sich in der Zervixschleimbeobachtung gelegentlich unsicher fühlen.

Dieses wechselnde Schleimmuster ist vor allem typisch für die späte Phase, nämlich für den Übergang vom Voll- zum Teil- oder Abstillen. Dann treten zunehmend längere Schleimphasen auf, die nur kurz von Tagen ohne Zervixschleim unterbrochen werden.

Erfahrungsgemäß kündigt sich die erste Temperaturhochlage und damit der erste Eisprung nach der Geburt durch deutliche Veränderungen im Zervixschleimmuster an.

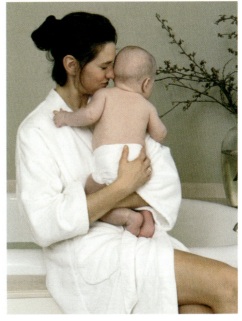

▲ Stillen fördert die Mutter-Kind-Beziehung und regelt die Fruchtbarkeit.

Mit der Zervixschleimbeobachtung sollten Sie beginnen, sobald der Wochenfluss aufhört.

123

6 Besondere Lebensphasen

Tipp
Bitte denken Sie daran, dass, je länger die Entbindung zurückliegt, die Wahrscheinlichkeit steigt, dass der erste Eisprung noch vor der ersten Blutung stattfinden und somit eine Schwangerschaft noch vor der ersten Blutung eintreten kann. Deshalb sollten Sie dem Schleimsymptom zunehmend mehr Aufmerksamkeit schenken, je älter Ihr Kind wird.

Wichtig
Verwenden Sie ein spezielles Stillzyklusblatt für Ihre Eintragungen.

Blutungen

Es kommt immer wieder vor, dass bereits in den ersten Wochen nach der Entbindung eine Blutung ohne vorausgegangene Temperaturhochlage auftritt. Dabei handelt es sich meistens um Blutungen, die – vor allem wenn Sie noch voll stillen – im Zusammenhang mit dem Wochenfluss stehen.

Wenn Sie nicht oder nur teilstillen, kann jedoch nicht ausgeschlossen werden, dass es sich auch um eine Ovulationsblutung handelt. Auch später können immer wieder noch einmal Blutungen ohne vorausgegangene Temperaturhochlage auftreten, bis Ihr Zyklus sich endgültig wieder einreguliert hat.

Eintragungen ins Zyklusblatt

Der erste Zyklus nach der Entbindung dauert vom Tag der Entbindung bis zum letzten Tag vor jener Menstruationsblutung, der eine Temperaturhochlage vorausgegangen ist.

Für diese Zeit gibt es ein besonderes Zyklusblatt, das so genannte Stillzyklusblatt. Der Entbindungstag gilt als erster Zyklustag, die Tage nach der Geburt werden durchnummeriert (Abb. 57, S. 130).

Tragen Sie den Wochenfluss mit einem »W« in der entsprechenden Zeile im Zyklusblatt ein und kennzeichnen Sie die Blutungen durch Striche oder Punkte. Alle Temperaturwerte sowie Störungen und Besonderheiten vermerken Sie wie auch sonst üblich.

Die Zervixschleimbeobachtungen und gegebenenfalls die Gebärmutterhalsveränderungen tragen Sie ebenfalls wie gewohnt ein. Falls bei Ihnen ein Grundmuster der Unfruchtbarkeit vorliegt, dokumentieren Sie dieses Tag für Tag in seiner unveränderten Form, um sicherzugehen, dass Sie mögliche Veränderungen nicht übersehen. Zusätzlich können Sie in der oberen Spalte festhalten, wie häufig und ob Sie nachts gestillt haben.

Bestimmung der fruchtbaren und unfruchtbaren Zeit nach der Entbindung

Für die nicht- oder teilstillende Frau gilt:
Ab der 4. Woche. Da bereits ab der 4. Woche nach der Entbindung wieder ein Eisprung auftreten kann, werden die fruchtbaren und unfruchtbaren Tage von Anfang an mit der Zervixschleimbeobachtung, gegebenenfalls zusätzlich mit dem Gebärmutterhals bestimmt.

Für die vollstillende Frau gilt:
In den ersten 10. Wochen. Wird voll gestillt, so können die ersten 10 Wochen nach der Entbindung als unfruchtbar angenommen werden (Schwangerschaftswahrscheinlichkeit unter 1 %). Es gibt eine Ausnahme: Wenn nach der achten Woche (nach dem 56. Zyklustag) eine Blutung auftritt, muss ab sofort Fruchtbarkeit angenommen werden. (siehe S. 128)

Wenn Sie voll stillen, liegt die Wahrscheinlichkeit, in den ersten 10 Wochen schwanger zu werden, unter 1 %.

Ab der 11. Woche. Ab der 11. Woche bis zur ersten Temperaturhochlage nach der Entbindung werden die fruchtbaren und unfruchtbaren Tage nur mit Hilfe der Zervixschleimbeobachtung, gegebenenfalls zusätzlich mit dem Gebärmutterhals bestimmt. Dies ist bei genauer Körperbeobachtung und konsequenter Einhaltung der Regeln für die Sicherheit völlig ausreichend, zumal die Fruchtbarkeit in der Stillzeit herabgesetzt ist.

Auswertung des Zervixschleims
Grundregel:
Solange Sie sich trocken fühlen oder nichts empfinden und keinen Schleim beobachten, sind Sie unfruchtbar.

6 Besondere Lebensphasen

Achten Sie mehrmals täglich darauf, ob Schleim beobachtet werden kann.

Verkehr sollten Sie immer erst abends haben, wenn Sie über den ganzen Tag trocken oder nichts beobachtet haben. Achten Sie darauf, dass Sie am folgenden Tag die austretende Samenflüssigkeit nicht mit Zervixschleim verwechseln. Denken Sie aber umgekehrt daran, dass diese Flüssigkeit möglichen Schleim verdecken könnte. Deshalb ist es notwendig, dass Sie mehrmals täglich – vor allem nachmittags – auf möglichen Schleim achten. Verkehr darf am Abend dieses Tages nur dann stattfinden, wenn Sie seit dem Nachmittag sicher Trockenheit oder nichts beobachtet haben.

Sobald Sie Feuchtigkeit empfinden oder Zervixschleim sehen, müssen Sie ab sofort Fruchtbarkeit annehmen. Die Unfruchtbarkeit beginnt am Abend des 4. Tages nach dem Höhepunkt des Schleimsymptoms, wenn Sie an diesem Tag Trockenheit oder nichts empfunden und keinen Schleim gesehen haben.

Auch hier gilt als Höhepunkt des Schleimsymptoms der letzte Tag vor dem Umschwung. Im Gegensatz zu den üblichen symptothermalen Regeln müssen Sie hier nach dem Höhepunkt vier Tage abwarten. Darüber hinaus genügt es nicht, dass die Schleimqualität an diesen vier Tagen geringer ist als am Höhepunkt, sondern es ist notwendig, dass Sie am 4. Tag keinen Zervixschleim beobachten und Sie nichts bzw. sich trocken fühlen. Nur unter dieser Voraussetzung gilt der Abend des 4. Tages als unfruchtbar (Abb. 56). Wenn Sie am 4. Tag allerdings wieder Schleim beobachten, müssen Sie einen neuen Schleimhöhepunkt bestimmen und weiter Fruchtbarkeit annehmen (Abb. 56).

Bestimmung der fruchtbaren und unfruchtbaren Zeit nach der Entbindung

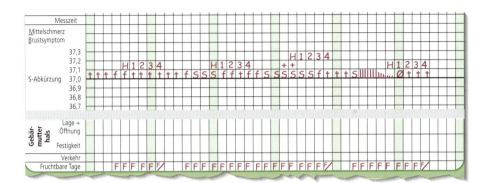

▲ Abb. 56: Bestimmung der fruchtbaren und unfruchtbaren Tage nach den Schleimregeln, solange keine Temperaturhochlage festgestellt werden kann.

Sonderregel: Grundmuster der Unfruchtbarkeit

Wenn Sie nach Erliegen des Wochenflusses nie »trocken« oder nichts beobachten, sondern entweder ständig feucht empfinden oder dauernd zähen, dicklichen, weißlichen oder klebrigen Zervixschleim beobachten und dieses Schleimmuster unverändert über drei Wochen bestehen bleibt, können Sie annehmen, dass bei Ihnen ein Grundmuster der Unfruchtbarkeit vorliegt und Unfruchtbarkeit besteht.

Diese notwendigen drei Wochen Basisbeobachtung fallen, wenn Sie voll stillen, meist noch in die ersten 10 Wochen nach der Entbindung, in denen sie sowieso von Unfruchtbarkeit ausgehen können. Wenn Sie dann ab der 11. Woche die Zervixschleimregeln anwenden, können Sie bereits auf diese Erfahrung zurückgreifen und gegebenenfalls direkt weiter Unfruchtbarkeit annehmen.

Jede Veränderung des Schleimmusters hin zu einer höheren Qualität wird als Beginn der fruchtbaren Zeit gewertet.

Auch hier gilt als Höhepunkt der Tag vor dem Umschwung. Wenn spätestens am 4. Tag das Grundmuster zurückgekehrt ist, können Sie ab dem Abend des 4. Tages wieder Unfruchtbarkeit annehmen.

6 Besondere Lebensphasen

Sollten Sie allerdings z. B. »feucht« oder »dicklich weißlichen Schleim« als Grundmuster der Unfruchtbarkeit annehmen und dazwischen einmal Schleim minderer Qualität beobachten, dann müssen Sie von einem typisch wechselnden Schleimmuster ausgehen und nach der üblichen Grundregel (siehe oben) auswerten.

Blutungen
Für die nicht- oder teilstillende Frau gilt:
Blutungen, denen keine Temperaturhochlage vorausgegangen ist, müssen als fruchtbar angesehen werden.

Für die vollstillende Frau gilt:
Blutungen in den ersten acht Wochen nach der Entbindung stehen bei der vollstillenden Frau in der Regel im Zusammenhang mit dem Wochenfluss. Sie können sie bei der Auswertung vernachlässigen.

Treten Blutungen nach der achten Woche auf, so müssen Sie ab sofort Fruchtbarkeit annehmen. Wie bereits dargestellt, ist nicht auszuschließen, dass es sich um eine so genannte Ovulationsblutung handelt und somit eine hochfruchtbare Zeit vorliegt. Erst ab dem Abend des 4. Tages nach Ende der Blutung ist wieder Verkehr möglich unter der Voraussetzung, dass an diesem Tag trocken oder nichts empfunden und kein Schleim beobachtet wird.

Wenden Sie die alleinige Kombination von Gebärmutterhals- und Zervixschleimbeobachtung nur bis zur Ausbildung der ersten Temperaturhochlage an.

Auswertung des Gebärmutterhalses
Für Frauen, die den Gebärmutterhals untersuchen, beginnt die fruchtbare Zeit, sobald der Gebärmutterhals sich verändert. Sie endet am Abend des 4. Tages mit geschlossenem und hartem Gebärmutterhals. Diese Regel sollte nur so lange mit dem Schleimsymptom kombiniert werden, bis sich eine erste Temperaturhochlage ausbildet und Sie die normalen Regeln der symptothermalen Methode wieder anwenden können.

128

Auswertung der 1. Temperaturhochlage und Beginn der unfruchtbaren Zeit in doppelter Kontrolle

Für die Auswertung der 1. Temperaturhochlage nach der Geburt benötigen Sie als Sonderregel eine zusätzliche höhere Messung (Abb. 57).

Sonderregel: Die Temperatur werten Sie zunächst nach den üblichen Regeln aus. Dann warten Sie am folgenden Tag eine weitere höhere Messung ab, die allerdings keine zwei Zehntel Grad höher sein muss. Den Beginn der unfruchtbaren Zeit bestimmen Sie dann in doppelter Kontrolle mit dem Schleimsymptom. Die unfruchtbare Zeit beginnt am Abend dieses Tages oder am Abend des 3. Tages nach dem Höhepunkt des Schleimsymptoms, je nachdem welches von beiden später kommt (Abb. 57).

Nach der ersten Temperaturhochlage gelten wieder die bekannten symptothermalen Regeln, auch wenn Sie weiterhin stillen.

Gelegentlich beobachten Frauen in der Stillzeit auswertbare Temperaturhochlagen, auf die jedoch keine Blutung folgt. Deshalb sollten Sie im ersten Zyklus nach der Geburt trotz abgeschlossener Auswertung in doppelter Kontrolle weiterhin Tag für Tag die Temperatur bis zum Eintreten der Blutung messen. Sollte die Temperatur vorher wieder auf das Tieflagenniveau absinken, ohne dass eine Blutung einsetzt, müssen Sie sofort wieder Fruchtbarkeit annehmen und den Temperaturanstieg neu bestimmen.

LAM – stillbedingtes Ausbleiben der Regelblutung

LAM oder Lactational Amenorrhoea Method (stillbedingtes Ausbleiben der Regelblutung) ist eine in den vergangenen Jahren weltweit wissenschaftlich sehr eingehend untersuchte Methode für alle diejenigen Frauen, die ihr Kind über einen längeren Zeitraum stillen wollen.

LAM ist eine interessante und sichere Alternative für alle, die ihr Kind länger stillen wollen.

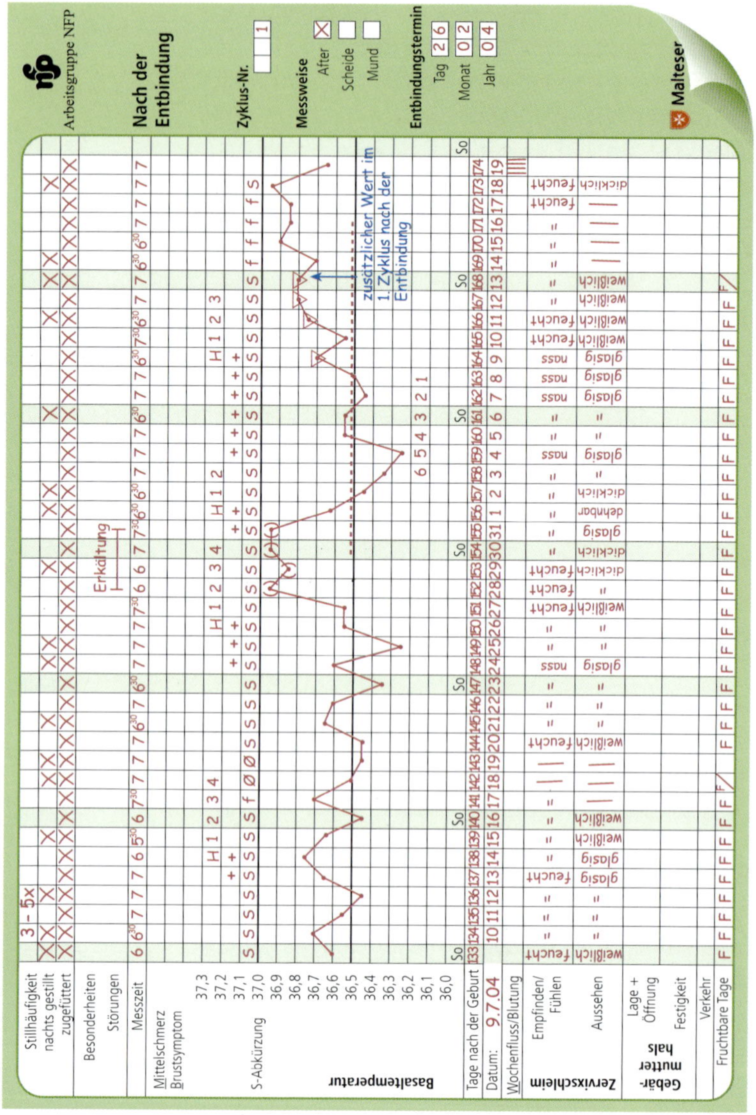

6 Besondere Lebensphasen

▲ Abb. 57: Anja M. stillt ihre Tochter bereits seit vier Monaten. Mittlerweile füttert sie regelmäßig zu. Ihre fruchtbaren und unfruchtbaren Phasen bestimmt sie immer noch mittels der Schleimregeln. Am 164. Tag nach der Entbindung beobachtet sie ihre erste höhere Messung. Für die Auswertung der ersten Temperaturhochlage (in doppelter Kontrolle) nach der Geburt ihres Kindes benötigt sie eine zusätzliche höhere Messung.

LAM – stillbedingtes Ausbleiben der Regelblutung

LAM geht auf die Beobachtung zurück, dass bei vollem Stillen in den ersten sechs Monaten nach der Entbindung mit einer sehr hohen Wahrscheinlichkeit (über 98 %) ein Eisprung nur dann auftritt, wenn vorher eine Regelblutung stattgefunden hat. Das bedeutet, dass Sie in diesen ersten sechs Monaten mit einem Minimum an Beobachtungsvorgaben (Stillverhalten und Blutungsmuster) über ein Maximum an Empfängnisregelung verfügen können.

Die LAM-Regeln:

- Solange Sie voll stillen, Ihr Kind noch jünger als sechs Monate ist und Sie keine Blutung beobachten, sind sie sicher unfruchtbar.
- Blutungen innerhalb der ersten 56 Tage bzw. 8 Wochen nach der Geburt zählen nicht und werden ignoriert.
- Volles Stillen heißt: Sie stillen (fast) ausschließlich, so dass Ihr Kind praktisch nur Muttermilch erhält. Es bekommt mindestens sechs Stillmahlzeiten pro Tag. Der größte Abstand zwischen zwei Stillmahlzeiten beträgt nicht mehr als sechs Stunden. Ihr Kind bekommt weder Schnuller noch Teefläschchen.

LAM kann maximal während der ersten sechs Monate nach der Entbindung angewendet werden.

> **INFO**
>
> ### Ist Familienplanung in der Stillzeit überhaupt nötig?
>
> Immer wieder wird diskutiert, dass Empfängnisregelung in der Stillzeit kein vordergründiges Thema ist, da sexuelle Kontakte bei stillenden Frauen zwar kein Tabu sind, aber viele Frauen wegen der engen körperlichen Beziehung zum Kind und durch die vielfältigen Belastungen gerade auch in der Anfangszeit an sexuellen Aktivitäten wenig oder gar nicht interessiert sind.
>
> Untersuchungen zeigen aber, dass etwa die Hälfte der Stillfrauen innerhalb der ersten acht Wochen nach der Entbindung ihren sexuellen Kontakt wieder aufnimmt – manche sogar direkt in der ersten Woche – und dass auch die Libido ausreichend vorhanden ist. Wie überall im Leben hängt auch hier die Ausprägung von individuellen Faktoren ab.

6 Besondere Lebensphasen

Sobald diese Bedingungen nicht mehr gegeben sind, Sie also weniger stillen, Ihr Kind älter als sechs Monate ist oder Blutungen auftreten, müssen Sie sofort Fruchtbarkeit annehmen und mit Hilfe der in der NFP üblichen Beobachtungen Ihre fruchtbaren und unfruchtbaren Phasen bestimmen.

NFP in den Wechseljahren

Die Wechseljahre sind ca. zwischen dem 40. und 60. Lebensjahr einzuordnen.

Die »Wechseljahre der Frau« sind charakterisiert durch das allmähliche Nachlassen der Eierstockfunktion. Sie erstrecken sich normalerweise über zehn bis 15 Jahre und sind in etwa zwischen dem 40. und 60. Lebensjahr einzuordnen. Die letzte Menstruationsblutung wird bei uns in Europa um das 52. Lebensjahr herum beobachtet. Sie befindet sich damit ungefähr in der Mitte der Wechseljahre. Der Zeitpunkt dieser letzten Blutung heißt Menopause. Die Jahre davor seit dem Beginn der nachlassenden Eierstocktätigkeit werden Prämenopause genannt, die Jahre danach Postmenopause.

Die Menopause ist sehr variabel. Es liegt zum Beispiel völlig im Normbereich, wenn bei der einen Frau die Periode mit 44 Jahren aufhört, eine andere aber mit 57 Jahren immer noch regelmäßig spontan menstruiert. Bei etwa 2 % der Frauen tritt die Menopause schon vor dem 40. Lebensjahr ein. Dies ist allerdings eindeutig zu früh und wird als »Klimakterium praecox« bezeichnet.

Subjektive Anzeichen der Wechseljahre

Die Abnahme der Eierstockfunktion am Beginn der Wechseljahre wird in der Regel von den Frauen subjektiv nicht

Subjektive Anzeichen der Wechseljahre

wahrgenommen. Auch später haben viele keine größeren Beschwerden.

Andere dagegen erleben in diesem Zeitraum eine Reihe von körperlichen und seelischen Veränderungen, die deshalb auch »klimakterische Beschwerden« genannt werden.

Als relativ spezifisch dafür gelten Hitzewallungen und Schweißausbrüche, von denen zumindest kurzfristig bis zu 75 Prozent der Frauen betroffen sein können. Darüber hinaus wird oft über eine erhöhte vegetative Labilität geklagt mit allgemeiner Nervosität, Schlaflosigkeit, »Herzrasen« oder »Herzstolpern«, Angstzuständen und depressiven Verstimmungen. Auch die natürlicherweise abnehmende körperliche Leistungsfähigkeit wird dann besonders bewusst.

Die meisten dieser Beschwerden haben vielfältige Ursachen, die auch durch Veränderungen im eigenen Lebensumfeld bedingt sind. Die sexuelle Erlebnisfähigkeit und Aktivität kann in dieser Lebensphase ebenfalls beeinträchtigt sein, muss aber nicht. Die Libido der Frau, die im Allgemeinen bis zum 35. Lebensjahr etwa zunimmt und dann in den folgenden Jahren konstant bleibt, kann weit über die Wechseljahre hinaus bis ins hohe Alter erhalten bleiben.

Hitzewallungen und Schweißausbrüche treten bei bis zu 75 % der Frauen in den Wechseljahren auf.

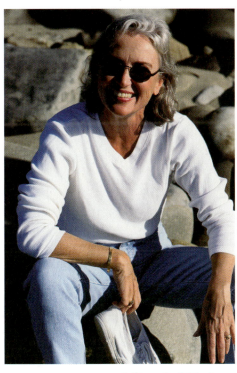

▲ Sexuelle Erlebnisfähigkeit und Aktivität bleiben in der Regel bis weit über die Wechseljahre hinaus erhalten.

6 Besondere Lebensphasen

Rückgang der Fruchtbarkeit in den Wechseljahren

Die Wechseljahre liegen meist zwischen dem 40. und 60. Lebensjahr.

Nach dem 40. Lebensjahr kommt früher oder später auf die Frau die Frage zu: Wie bemerke ich, ob bei mir schon langsam die Eierstockfunktion nachlässt und damit die Wechseljahre begonnen haben? Wie lange kann ich denn überhaupt noch schwanger werden?

Grundsätzlich ist bis zum Einsetzen der Menopause mit einer Schwangerschaft zu rechnen.

Aus wissenschaftlichen Untersuchungen wissen wir, dass die Schwangerschafts- und auch Geburtenrate bei den 40-jährigen und älteren Frauen schon fast auf die Hälfte gegenüber den 35- bis 40-Jährigen abgesunken ist. Dieses Wissen einer nachlassenden Fruchtbarkeit nützt Ihnen aber gar nichts, wenn Sie sicher eine Schwangerschaft vermeiden wollen. Denn grundsätzlich ist bis zum Erreichen der Menopause mit der Möglichkeit einer Schwangerschaft zu rechnen.

Das Ende der Fruchtbarkeit ist aber für diejenigen Frauen nicht erkennbar, die in dieser Lebensphase aus den verschiedensten Gründen Hormone einnehmen. Bei einer hormonalen Zyklusregulierung zum Beispiel oder bei der Behandlung von klimakterischen Beschwerden mit Hormonen treten ebenso regelmäßig Blutungen auf wie bei der Pille, selbst wenn die Frauen sich in Wirklichkeit schon in der Zeit nach der Menopause befinden.

Umgekehrt können Sie bei einer alleinigen Gestagentherapie (auch mit der Gestagenspirale oder den Hormonstäbchen) monatelang oder die ganze Zeit über blutungsfrei sein, obwohl ohne diese Hormone vielleicht ganz normale Menstruationen vorhanden wären. Lediglich das Ausbleiben der Monatsblutung unter einer Kupferspirale spricht für das Erreichen der Postmenopause.

Zu Recht fragen Sie sich dann in solchen Situationen: Muss ich mich denn überhaupt noch um eine Familienplanung

Objektive Veränderungen der Körperzeichen in den Wechseljahren

kümmern oder liegt die Menopause eventuell schon hinter mir?

Leider gibt es bis heute keine sichere Antwort darauf. Sie müssen einfach den Mut haben, die Hormone abzusetzen und abzuwarten, ob anschließend noch regelmäßig Blutungen auftreten. Erst wenn Sie ein Jahr lang keine Blutung mehr hatten, können Sie davon ausgehen, dass die letzte Blutung Ihre Menopause war.

Um in Zweifelsfällen ganz sicherzugehen oder um eine »Post-Pill-Amenorrhö« auszuschließen, wie sie ja auch bei jüngeren Frauen auftritt, können manchmal bestimmte Hormonanalysen hilfreich sein.

Die beste Orientierung über die Veränderungen der Eierstockfunktion auch in den Wechseljahren haben Sie deshalb als NFP-Anwenderin. Mit der Beobachtung der Körperzeichen sind Sie stets im Bilde, ob der aktuell gerade ablaufende Zyklus fruchtbar oder unfruchtbar ist.

Objektive Veränderungen der Körperzeichen in den Wechseljahren

Kennzeichnend für den Beginn der Wechseljahre ist die zunehmende Verkürzung der Eibläschenreifungsphase mit Vorverlagerung des Eisprungs. Dadurch kommt es zu einer Vorverlagerung des Temperaturanstiegs und zu einer Verkürzung der Zyklen insgesamt.

Erst relativ spät in der Prämenopause treten auch häufiger lange und unregelmäßige Zyklen auf, die oft mit verkürzten Temperaturhochlagen verbunden sind. Zunehmend werden dann auch monophasische Zyklen beobachtet, das heißt Zyklen ohne Eisprung (siehe S. 42).

Monophasische Zyklen treten gehäuft in den Jahren vor der Menopause auf.

Monophasische Zyklen. Nach unseren Untersuchungen weisen die 35- bis 40-jährigen Frauen mit 0,7 Prozent den

6 Besondere Lebensphasen

niedrigsten Anteil an monophasischen Zyklen auf, während sich der Prozentsatz bei den 40- bis 45-Jährigen schon auf 5,6 Prozent erhöht und besonders in den letzten zwei bis drei Jahren vor der Menopause noch weiter zunimmt.

Verändertes Schleimmuster. Typisch in dieser Zeit sind auch die langsam sich verändernden Schleimmuster. Während die Phasen mit guter Schleimqualität abnehmen und sich verkürzen, treten längere Phasen der Trockenheit auf. Diese können aber immer wieder durch neu auftretenden Schleim unterbrochen werden.

Typisch für die Wechseljahre ist ein Nachlassen der Schleimqualität.

Selbst wenn in einer trockenen Phase auch nur an einem Tag ein eher zäher und dicklicher Schleim oder ein feuchtes Gefühl vorhanden ist, ist dies in jedem Fall als der mögliche Beginn einer fruchtbaren Zeit zu werten. Gelegentlich beobachtet man jetzt auch, dass der Schleimhöhepunkt und der Temperaturanstieg nicht mehr so eng beieinander liegen (Abb. 58a, b).

Zervixschleimbestimmung. In den Fällen mit verringerter Schleimmenge kann die Entnahme des Zervixschleims direkt vom Gebärmutterhals unter Umständen sehr hilfreich sein. Auch die dabei zu beobachtenden Gebärmutterhalsveränderungen stellen für manche Frauen einen zusätzlichen Sicherheitsfaktor dar.

In den letzten Jahren vor der Menopause verändern sich oft auch Stärke und Dauer der Blutungen. Unter den so genannten klimakterischen Blutungsstörungen versteht man deshalb vor allem verstärkte, verlängerte oder auch unregelmäßiger werdende Menstruationsblutungen bzw. prämenstruelle Blutungen in der zweiten Zyklushälfte. Bei größeren Blutungsunregelmäßigkeiten sollte eine Frau in jedem Fall ihre Ärztin oder ihren Arzt aufsuchen.

Methodenregeln in den Wechseljahren

Entgegen oft geäußerter Ansicht sind auch in den Wechseljahren die meisten Zyklen problemlos nach der symptothermalen Methode auszuwerten. Darüber hinaus bekommen gerade diejenigen Frauen, die durch die Beobachtung der Körperzeichen mit der leisen Sprache ihres Körpers vertraut sind, intimere Einblicke in die Zustände ihrer körperlichen Funktionen und können so viel besser die manchmal unerklärlichen und verunsichernden Veränderungen ihres körperlichen und psychischen Befindens verstehen und einordnen.

Zu beachten ist mit zunehmendem Alter besonders eine eventuelle Vorverlagerung der ersten höheren Messung. Durch die Anwendung der Minus-8-Regel verkürzt sich dann die unfruchtbare Zeit am Zyklusanfang. Das Schleimsymptom bleibt im Allgemeinen auch bei Veränderungen seines Erscheinungsmusters eindeutig interpretierbar. Erst wenn es zu anhaltenden Verlängerungen der Zyklen mit fehlenden oder seltenen Temperaturanstiegen kommt, kann die Frau ihre fruchtbaren und unfruchtbaren Tage durch die alleinige Schleimbeobachtung bestimmen (Abb. 58a, b).

Achten Sie gerade jetzt darauf, ob die erste höhere Messung sich vorverlagert.

Alleinige Zervixschleimauswertung

Bei der alleinigen Zervixschleimbeobachtung entsprechen die Regeln denen in der Stillzeit (siehe S. 125).

Solange Sie sich trocken fühlen oder nichts empfinden und keinen Schleim beobachten, sind Sie unfruchtbar.

Verkehr sollten Sie immer erst abends haben, wenn Sie über den ganzen Tag trocken oder nichts beobachtet haben. Achten Sie darauf, dass Sie am folgenden Tag die austretende Samenflüssigkeit nicht mit Zervixschleim verwechseln. Denken Sie aber umgekehrt daran, dass diese Flüssigkeit möglichen Schleim verdecken könnte. Deshalb

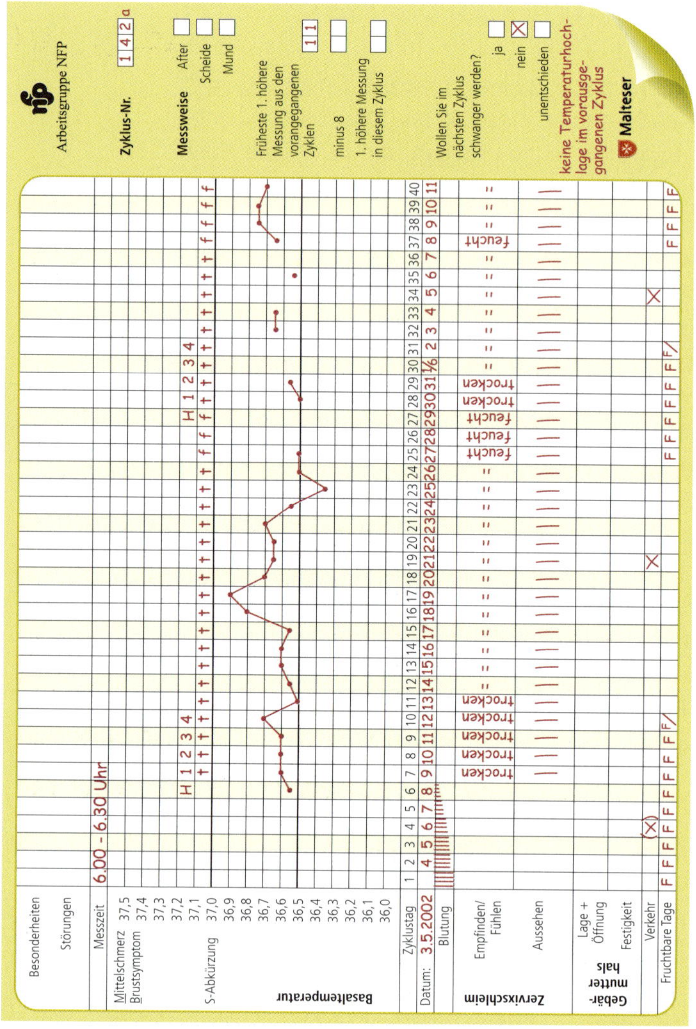

6 Besondere Lebensphasen

▲ Abb. 58a, b: Katrin M., 48 Jahre, hat schon seit einiger Zeit lange, unregelmäßige Zyklen und erlebt, dass sie meistens nicht mehr symptothermal auswerten kann. Auch im letzten Zyklus hatte sich keine Hochlage ausgebildet. Daher muss sie nun im neuen Zyklus ab dem ersten Zyklustag Fruchtbarkeit annehmen. Da sie nun nach den Schleimregeln auswertet, gilt der letzte Blutungstag als Schleimhöhepunkt. Am 4. Tag nach dem Höhepunkt fühlt sie sich trocken und darf ab dem Abend unfruchtbare Zeit annehmen.

Am 25. Zyklustag tritt wieder Feuchtigkeit auf, was sofort als Beginn von Fruchtbarkeit gewertet werden muss. Diese endet am Abend des 31. Zyklustags. Die Temperatur bleibt wei-

Methodenregeln in den Wechseljahren

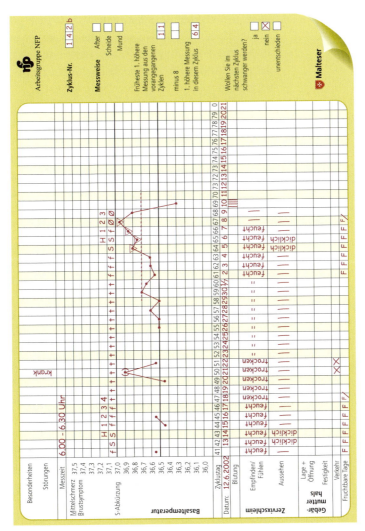

ter in der Tieflage. Vom 37. bis 46. Zyklustag kommt es wieder zu einer Schleimphase mit Höhepunkt am 43. Zyklustag und Ende der Fruchtbarkeit am 47. Tag.
Nach einer längeren Phase der Trockenheit beginnt am 61. Tag erneut eine Schleimphase, die in einen Temperaturanstieg mündet. Nun wird nach den üblichen symptothermalen Regeln das Ende der fruchtbaren Zeit am 68. Zyklustag bestimmt.
Bereits am nächsten Tag setzt die Blutung ein. Es handelt sich also um eine stark verkürzte Gelbkörperphase.

6 Besondere Lebensphasen

ist es notwendig, dass Sie mehrmals täglich – vor allem nachmittags – auf möglichen Schleim achten. Verkehr darf am Abend dieses Tages nur dann stattfinden, wenn Sie seit dem Nachmittag sicher Trockenheit oder nichts beobachtet haben.

Sobald Sie Feuchtigkeit empfinden oder Zervixschleim gesehen wird, müssen Sie sofort Fruchtbarkeit annehmen.

Sobald Sie Feuchtigkeit empfinden oder Zervixschleim sehen, müssen Sie ab sofort Fruchtbarkeit annehmen. Die Unfruchtbarkeit beginnt am Abend des 4. Tages nach dem Höhepunkt des Schleimsymptoms, wenn Sie an diesem Tag Trockenheit oder nichts empfunden und keinen Schleim gesehen haben.

Auch hier gilt als Höhepunkt des Schleimsymptoms der letzte Tag vor dem Umschwung. Im Gegensatz zu den üblichen symptothermalen Regeln müssen Sie hier nach dem Höhepunkt vier Tage abwarten. Darüber hinaus genügt es nicht, dass die Schleimqualität an diesen vier Tagen geringer ist als am Höhepunkt, sondern es ist notwendig, dass Sie an diesem 4. Tag keinen Zervixschleim beobachten und nichts bzw. Trockenheit fühlen. Nur unter dieser Voraussetzung dürfen Sie am Abend dieses Tages Unfruchtbarkeit annehmen. Ist dies nicht der Fall, müssen sie einen neuen Schleimhöhepunkt bestimmen.

Auswertung bei Blutungen
Wann immer eine Blutung auftritt, der keine Temperaturhochlage vorausgegangen ist, müssen Sie zunächst Fruchtbarkeit annehmen.

Erst wenn Sie am 4. Tag nach Ende der Blutung »trocken« oder »nichts« beobachten, ist ab dem Abend dieses Tages wieder Verkehr möglich (siehe S. 125).

Auswertung des Gebärmutterhalses
Für Frauen, die den Gebärmutterhals untersuchen, beginnt die fruchtbare Zeit, sobald der Gebärmutterhals sich

Methodenregeln in den Wechseljahren

verändert. Sie endet am Abend des 4. Tages mit geschlossenem und hartem Gebärmutterhals (siehe S. 128).

Eintragung ins Zyklusblatt

Alle beobachteten Körperzeichen und Störungen, gerade auch die charakteristischen klimakterischen Symptome wie Hitzewallungen, Schweißausbrüche, Schlafstörungen usw. sollten Sie in Ihr Zyklusblatt eintragen. Sie erhalten dadurch einen für Sie interessanten Überblick, wie sich diese in Ihr jetziges Zyklusgeschehen einfügen.

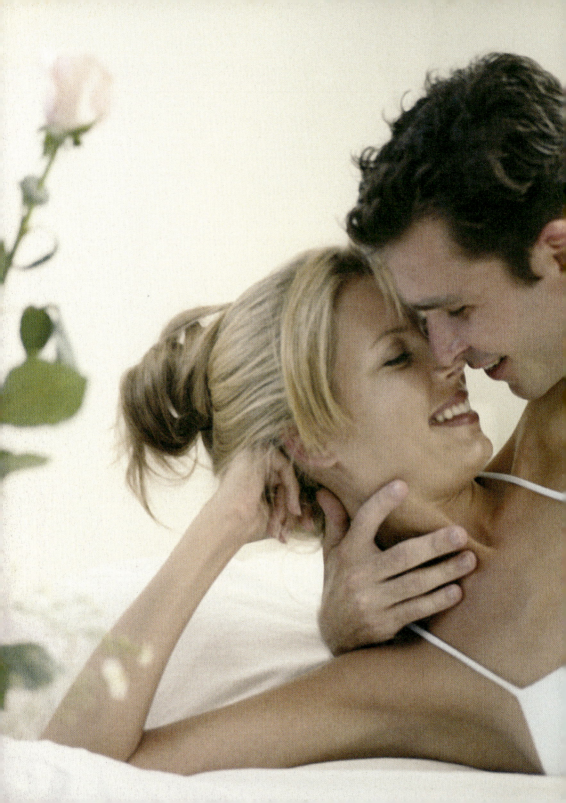

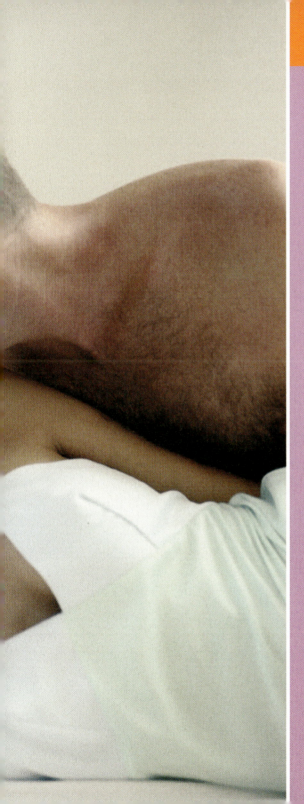

7

Zusammenfassung der NFP-Methode

Auf den folgenden Seiten finden Sie das Wichtigste über die NFP-Methode »auf einen Blick«. Diese Seiten bieten eine stichwortartige Zusammenfassung folgender Themen:

- Die Schleimbeobachtung und ihre Auswertung
- Die Temperaturmessung und ihre Auswertung
- Die Bestimmung der unfruchtbaren Zeit nach dem Eisprung
- Die Bestimmung der unfruchtbaren Zeit am Zyklusanfang
- Selbstuntersuchung des Gebärmutterhalses
- Kinderwunsch und Erkennen einer Schwangerschaft

7 Auf einen Blick

ÜBERSICHT

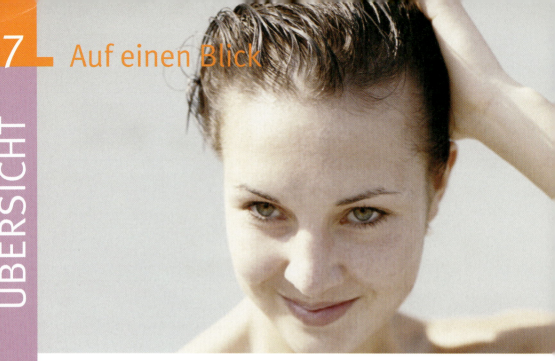

Die Schleimbeobachtung und ihre Auswertung

Beginnen Sie mit der Beobachtung des Zervixschleims gegen Ende der Menstruation. Achten Sie dabei darauf, was Sie am Scheideneingang empfinden und fühlen und wie der Zervixschleim aussieht.

Empfinden/Fühlen am Scheideneingang

- trocken
- nichts gefühlt
- feucht
- nass
- glitschig
- glatt
- schlüpfrig
- usw.

Aussehen des Schleims

- kein Schleim zu sehen
- weißlich
- dicklich
- trüb
- cremig
- klebrig
- zäh
- dehnbar
- glasig
- eiweißartig
- flüssig
- rötlich
- usw.

Die Schleimbeobachtung und ihre Auswertung

Beobachtungen

- Achten Sie tagsüber darauf, was Sie am Scheideneingang empfinden.
- Prüfen Sie beim Gang auf die Toilette äußerlich am Scheideneingang mit dem Finger oder Toilettenpapier, ob sichtbarer Zervixschleim vorhanden ist oder nicht.
- Beurteilen Sie das Aussehen des Schleims am Finger oder auf dem Toilettenpapier.
- Prüfen Sie, ob der Schleim dehnbar ist, indem Sie das Papier zusammen- und wieder auseinander falten oder die Finger spreizen.
- Tragen Sie die täglichen Beobachtungen abends ins Zyklusblatt ein, und zwar immer die beste Zervixschleimqualität, die Sie im Laufe des Tages beobachtet haben.

Eintragung ins Zyklusblatt

Zyklustag	1	2	3	4	5	6	7	8	9	10	11	12	13	14	15	16	17	18	19	20
Datum:																				
Blutung																				
Empfinden/ Fühlen						trocken	trocken	feucht	feucht	feucht	feucht	nass								
Aussehen								klumpig	cremig	dehnbar	dehnbar									

Regel: Höhepunkt des Schleimsymptoms

Der Höhepunkt des Schleimsymptoms ist der letzte Tag mit der individuell besten Schleimqualität

$$z.B. \quad t f S S \overset{+}{S} \overset{H}{\overset{+}{S}} S t t$$

$$oder \quad t f f f S S \overset{H}{S} f t t$$

145

7 Auf einen Blick

Die Temperaturmessung

- Messen Sie sofort nach dem Aufwachen, aber vor dem Aufstehen.
- Messen Sie in der Lernphase täglich (nach mindestens einer Stunde Schlafdauer).
- Normales Quecksilberthermometer genügt (bei Verwendung eines Digitalthermometers Besonderheiten beachten).
- Messen Sie immer mit demselben Thermometer (Thermometerwechsel im Zyklusblatt vermerken).
- Denken Sie daran: immer die gleiche Messweise: im Mund, im Enddarm/After oder in der Scheide; nie unter dem Arm!
- Tragen Sie die Temperatur sofort ins Zyklusblatt ein.
- Schlagen Sie danach das Thermometer herunter und legen Sie es wieder in Reichweite ans Bett.

Messdauer

- Im Enddarm (After; rektal) etwa 3 Minuten.
- Im Mund (oral) etwa 5 Minuten (unter der Zunge, am Zungenbändchen anliegend).
- In der Scheide (vaginal) etwa 5 Minuten.

Mögliche Störfaktoren

- Anderes Thermometer,
- Fehler oder Veränderungen in der Messweise,
- unterschiedliche Messzeiten,
- Umgebungswechsel (Reisen, Ferien, Urlaub, Klimawechsel),
- Stress und psychische Belastungen, Aufregung,
- ungewohnter Alkoholgenuss, Feiern spätabends,
- spätes Essen am Abend,
- ungewohnt spätes Zubettgehen,
- zu kurze oder gestörte Nachtruhe,
- Schichtarbeit,
- Krankheit,
- Unpässlichkeiten,
- manche Medikamente.

Die Temperaturmessung

Auswertung der Temperaturkurve

Temperaturanstieg: Ein Temperaturanstieg hat dann stattgefunden, wenn Sie drei aufeinander folgende Messwerte finden, die alle höher sind als die sechs vorangegangenen Messwerte, wobei die 3. höhere Messung mindestens 2/10 °C (= 2 Kästchen im Zyklusblatt) über dem höchsten der vorangegangenen sechs niedrigen Temperaturwerte liegen muss.

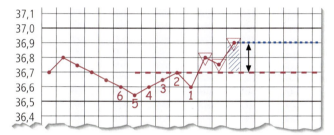

Ausnahmeregel 1 zur Temperatur: Ist der 3. Temperaturwert keine 2/10 °C (= 2 Kästchen) höher, müssen Sie einen 4. Temperaturwert abwarten. Dieser muss ebenfalls höher als die sechs vorangegangenen niedrigen Werte sein, d. h. über der Hilfslinie liegen, aber nicht 2/10 °C höher sein.

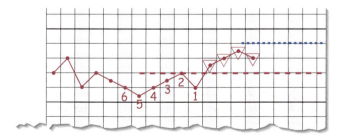

Ausnahmeregel 2 zur Temperatur: Zwischen den drei erforderlichen höheren Messungen kann eine unter oder auf die Hilfslinie fallen. Dieser Wert darf nicht berücksichtigt werden und wird deshalb nicht umrandet.

7 Auf einen Blick

ÜBERSICHT

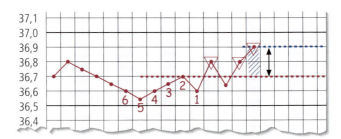

Ausnahmeregel 1 und 2 dürfen nicht miteinander kombiniert werden.

Die Bestimmung der unfruchtbaren Zeit nach dem Eisprung

Die unfruchtbare Zeit nach dem Eisprung beginnt entweder am Abend des 3. Tages nach dem Höhepunkt des Schleimsymptoms oder am Abend des 3. Tages der erhöhten Temperatur, je nachdem, welches von beiden später kommt.

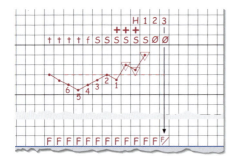 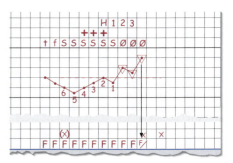

Die Bestimmung der unfruchtbaren Zeit am Zyklusanfang

Eine unfruchtbare Zeit am Zyklusanfang darf nur dann angenommen werden, wenn im vorausgegangenen Zyklus eine Hochlage bestand, d. h. mindestens drei höhere Messungen vorgelegen haben.

Die Bestimmung der unfruchtbaren Zeit am Zyklusanfang

Im ersten Lernzyklus muss von Anfang an Fruchtbarkeit angenommen werden.

Für die NFP-Anfängerin gilt die 5-Tage-Regel:
Die ersten 5 Tage können als unfruchtbar angenommen werden.

Wenn 12 auswertbare Temperaturkurven vorliegen, gilt die Minus-8-Regel:
Der letzte unfruchtbare Tag am Zyklusanfang ist der Tag der frühesten ersten höheren Messung aus mindestens 12 Temperaturzyklen minus 8.

Für die 5-Tage-Regel und für die Minus-8-Regel gilt:
Sollten Sie bereits vorher »feucht« empfinden oder Zervixschleim sehen, beginnt ab sofort die fruchtbare Zeit. Dem Prinzip der doppelten Kontrolle entsprechend heißt es hier: »was immer zuerst kommt«.

Sollte bereits während der ersten 12 Zyklen die früheste erste höhere Messung am 12. Tag oder früher auftreten, so gilt ab sofort die Minus-8-Regel.

Liegt ein Menstruationskalender über die letzten 12 Monate vor, können Sie den Stichtag nach der »Minus-20-Regel« festlegen und somit die unfruchtbare Zeit am Zyklusanfang u. U. etwas verlängern.

7 Auf einen Blick

ÜBERSICHT

Eintragung ins Zyklusblatt
Zu Beginn eines neuen Zyklus:
1. Tragen Sie in der rechten Spalte die früheste erste höhere Messung aus den vorangegangenen Zyklen ein.
2. Markieren Sie das Ende der unfruchtbaren Tage am Zyklusanfang nach der 5-Tage-Regel bzw. nach der Minus-8-Regel durch einen Strich.

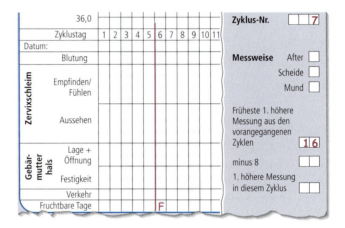

Selbstuntersuchung des Gebärmutterhalses
Sofort nach der Menstruationsblutung damit beginnen – einmal täglich, mit demselben Finger, in der gleichen Position – den Gebärmutterhals zu untersuchen:
- Die Öffnung beurteilen: Ist der Gebärmutterhals geschlossen – leicht geöffnet – offen?
- Die Festigkeit prüfen: Ist der Gebärmutterhals hart, wie der Nasenknorpel oder weich wie das Ohrläppchen?
- Die Lage des Gebärmutterhalses ertasten und beurteilen: Steht der Gebärmutterhals tief und ist mit den Fingern gut zu erreichen oder hoch und ist kaum mit den Fingern erreichbar?

Kinderwunsch und Erkennen einer Schwangerschaft

Eintragung ins Zyklusblatt

Zyklustag	1	2	3	4	5	6	7	8	9	10	11	12	13	14	15	16	17	18	19
Datum:																			
Blutung	|||	|||	|||	|||	|||	|||	'''	''''											
Zervixschleim – Empfinden/Fühlen																			
Zervixschleim – Aussehen																			
Gebärmutterhals – Lage + Öffnung				•	•	•	•	○	○	○	○	•	•	•	•				
Gebärmutterhals – Festigkeit				hart	hart	hart	hart	weicher	weich	weich	weich	hart	hart	hart	hart				
Verkehr																			

Auswertung

Solange der Gebärmutterhals nach der Menstruation unverändert ist, können Sie Unfruchtbarkeit annehmen, sofern die 5-Tage-Regel oder die Minus-8-Regel nicht bereits Fruchtbarkeit anzeigen.

Regel:

Sobald irgendeine Veränderung des Gebärmutterhalses am Zyklusanfang auftritt, beginnt die fruchtbare Zeit. Die unfruchtbare Zeit nach dem Eisprung beginnt am Abend des dritten Tages mit geschlossenem, hartem Gebärmutterhals in doppelter Kontrolle mit der Temperatur.

Kinderwunsch und Erkennen einer Schwangerschaft

Kinderwunsch. Die größte Wahrscheinlichkeit, schwanger zu werden, ist gegeben
- an den Tagen mit Zervixschleim der besten Qualität und an den Tagen unmittelbar danach bis zum Tag der ersten höheren Messung einschließlich;

7 Auf einen Blick

- an den Tagen mit hochstehendem, weitem und weichem Gebärmutterhals;
- an den Tagen mit Mittelschmerz.

Erkennen einer Schwangerschaft. Wenn Ihre Temperaturhochlage länger als 18 Tage dauert und noch keine Blutung eingetreten ist, dann sind Sie höchstwahrscheinlich schwanger.

Weiterführende Informationen für Sie

Wie kann man NFP erlernen?
Wenn Sie NFP sicher und selbstständig anwenden wollen, müssen Sie die Selbstbeobachtung, die Zyklusführung und die Bestimmung der fruchtbaren Zeit zunächst erlernen. Diese Lernphase dauert in der Regel ein bis drei Zyklen.

Sie können durchaus im Selbststudium durch Lesen und Durcharbeiten von Büchern bzw. Lernmaterialien (Leitfaden und Arbeitsheft: Natürlich und Sicher) sich selbst die NFP erarbeiten und die Körpersprache erlernen. Die Erfahrung zeigt jedoch, dass, sobald mit der Selbstbeobachtung und Zyklusführung begonnen wird, immer wieder Fragen auftreten, die besser innerhalb einer persönlichen Beratung und Begleitung beantwortet werden können, wie sie z. B. eine NFP-Beratung oder ein Einführungskurs bieten.

NFP-Einführungskurse werden an Volkshochschulen, in anderen Bildungseinrichtungen, in Arztpraxen, in Beratungsstellen oder auch privat angeboten und von ausgebildeten NFP-Beraterinnen und -Beratern der Arbeitsgruppe NFP durchgeführt.

Adressen
Hier erhalten Sie Adressen von NFP-Beratern und -Beraterinnen, die in Ihrer Nähe wohnen, allgemeine Informationen und Termine von NFP-Einführungskursen.

Malteser Arbeitsgruppe NFP
Kalker Hauptstraße 22–24
51103 Köln
Telefon: 02 21/98 22–5 91; Fax: 02 21/98 22–5 89;
E-Mail: nfp@malteser.de

7 Weitere Informationen für Sie

SERVICE

Sie finden alle Informationen auch auf der NFP-Website: www.nfp-online.de

Sie können sich auch an uns wenden: Wenn noch Fragen offen sind, …
wenn Sie gerne einmal ein Gespräch mit einem Paar führen möchten, das selbst NFP anwendet, …
wenn Sie alleine oder zusammen mit Ihrem Partner NFP lernen möchten, …
wenn Sie irgendeine Form der Natürlichen Familienplanung bereits anwenden und damit Probleme oder persönliche Fragen haben, …
… dann schreiben Sie uns oder schicken uns eine E-Mail.

Mehr über Beratungsmöglichkeiten in unseren Nachbarländern erfahren Sie bei den folgenden Stellen:

Niederlande
Secretariaat NFP-Nederland
Willem van Aelststraat 14
NL-2612 HR Delft
E-Mail: info.nl@nfp-europe.org

Österreich
Institut für Ehe und Familie
Spiegelgasse 3/8
A-1010 Wien
E-Mail: office@ief.at

Belgien
NFP-Vlaanderen
Pierre Hernalsteen
Boechoutselei 1
B – 2640 Mortsel
E-Mail: info@nfp.be

NFP-Anlaufstellen für alle weiteren europäischen Länder finden Sie ebenfalls auf der Website der Arbeitsgruppe NFP (www.nfp-online.de). Dort finden Sie auch Zyklusblätter als pdf-Datei zum Herunterladen, sowohl in Deutsch als auch in allen anderen gebräuchlichen europäischen Sprachen.

Übungszyklen und leere Zyklusblätter finden Sie im Arbeitsheft: »Natürlich und Sicher«. Dieses Arbeitsheft dient auch als kursbegleitendes Material für den Einführungskurs.

Glossar

Basaltemperatur   die morgendlich nach dem Aufwachen, vor dem Aufstehen und jeder Aktivität gemessene Körpertemperatur der Frau

Befruchtung   auch Konzeption: Ei und Samenzelle verschmelzen miteinander, ein neuer Mensch entsteht

Blutung   auch Menstruation, Periode, Regel: im Laufe des (weiblichen) Zyklus wird regelmäßig in der Gebärmutter eine Schleimhautschicht aufgebaut, in der sich das befruchtete Ei einnisten kann; kommt es nicht zu einer Schwangerschaft, wird diese Schicht mit der Blutung abgestoßen

Eibläschen   auch Follikel: beim Eisprung platzt das Eibläschen und gibt die Eizelle frei

Eierstock   auch Ovar: paarig angelegt, liegt geschützt im Becken der Frau; gibt von der Menarche bis zur Menopause regelmäßig im Laufe eines Zyklus eine Eizelle frei und produziert die weiblichen Geschlechtshormone Östrogen und Progesteron

Eileiter   auch Tube: verbindet jeweils den Eierstock mit der Gebärmutter; hat an seinem Ende trichterförmige Ausstülpungen, die sich über den Eierstock legen und beim Eisprung die Eizelle auffangen

Eisprung   auch Ovulation: Freigabe der Eizelle aus dem Eierstock

Eizellen   sind bereits bei der Geburt eines Mädchens in den Eierstöcken vorhanden (insg. 400.000); nach dem Eisprung ist die Eizelle höchstens 12 bis 18 Stunden lebens- und befruchtungsfähig

Empfängnis   auch Konzeption: Befruchtung der Eizelle

Empfängnisregelung   auch Familienplanung: das Anstreben oder Vermeiden einer Schwangerschaft

Fruchtbarkeit   auch Fertilität: man unterscheidet männliche, weibliche und gemeinsame Fruchtbarkeit; die männliche definiert sich über die Befruchtungsfähigkeit der Samenzellen, die der Frau über die der Eizelle; während die Frau von der Menarche bis zur Menopause fruchtbar ist, ist es der Mann von der Pubertät an ein Leben lang; die gemeinsame Fruchtbarkeit umfasst den Zeitraum der Überlebensfähigkeit der Samenzellen im Zervixschleim zuzüglich der Befruchtungsfähigkeit der Eizelle

Gebärmutter   auch Uterus: liegt im Becken der Frau; die befruchtete Eizelle nistet sich in der Gebärmutter(-schleimhaut) ein, die damit zur »Wohnung« für das heranwachsende Kind wird

Gebärmutterhals   auch Zervix: unterer Anteil der Gebärmutter; der Teil der Gebärmutter, der in der Scheide zu tasten ist

Gelbkörper   auch Corpus luteum: bildet sich nach dem Eisprung im Eierstock, produziert das Gelbkörperhormon (Progesteron)

Hirnanhangdrüse   auch Hypophyse: steuert alle Vorgänge sowohl im Eierstock wie in den Hoden über die Steuerhormone FSH und LH

Hoden   auch Testis: paarig angelegte Keimdrüsen des Mannes, die außerhalb des Körpers im Hodensack (Skrotum) liegen; sie produzieren Samenzellen und die männlichen Geschlechtshormone, die Testosterone

Hormone   chemische Botenstoffe, die in verschiedenen Drüsen im Körper des Menschen produziert werden, im Blut kreisen und den Stoff-

7 Weitere Informationen für Sie

wechsel, die Fortpflanzung, Reifung und das Wachstum kontrollieren

Krypten   Drüsen im Gebärmutterhalskanal, die den Zervixschleim produzieren

LH-Hormon   Steuerhormon der Hirnanhangdrüse, das den Eisprung auslöst

Menarche   erste Blutung im Leben einer Frau; setzt in Westeuropa im Allgemeinen zwischen dem 10. und 12. Lebensjahr ein

Menopause   die letzte Monatsblutung im Leben einer Frau

Menstruation   auch Monatsblutung, vgl. Blutung

Monatsblutung   vgl. Blutung

Östrogene   weibliche Geschlechtshormone, die im Eierstock gebildet werden; sie sorgen vor dem Eisprung für die Verflüssigung des Zervixschleims

Periode   vgl. Blutung

Progesteron   Gelbkörperhormon, das nach dem Eisprung im Gelbkörper gebildet wird; ist wichtig für den Erhalt der Schwangerschaft und verantwortlich für den Anstieg der Basaltemperatur

Samenflüssigkeit   auch Sperma: enthält 200 bis 700 Mio. Samenzellen; wird angereichert durch Sekrete aus der Samenblase, der Prostata (Vorsteherdrüse) und anderen Drüsen

Samenzellen   auch Spermien: werden im Keimgewebe der Hoden gebildet; sind ohne Zervixschleim nur kurze Zeit überlebensfähig, können in ihm im Körper der Frau drei bis fünf Tage befruchtungsfähig überleben

Scheide   auch Vagina: muskulärer Schlauch; verbindet Gebärmutter mit der äußeren Scham

Schwangerschaft   auch Gravidität: Zeitraum von der Befruchtung der Eizelle bis zur Entbindung; umfasst in der Regel neun Monate (266 Tage)

Zervix   vgl. Gebärmutterhals

Zervixschleim   wird in den Drüsen (Krypten) des Gebärmutterhalses gebildet; enthält Eiweiße, Mineralien und Zucker und ist für die Samenzellen Nahrungs- und Transportmedium

Zwischenhirn   auch Hypothalamus: Zentrum im Gehirn, das bei Mann und Frau alle mit der Fortpflanzung zusammenhängenden Vorgänge steuert

Zyklus   beginnt mit dem ersten Tag der Blutung und endet am letzten Tag vor der nächsten Blutung

Kopiervorlage

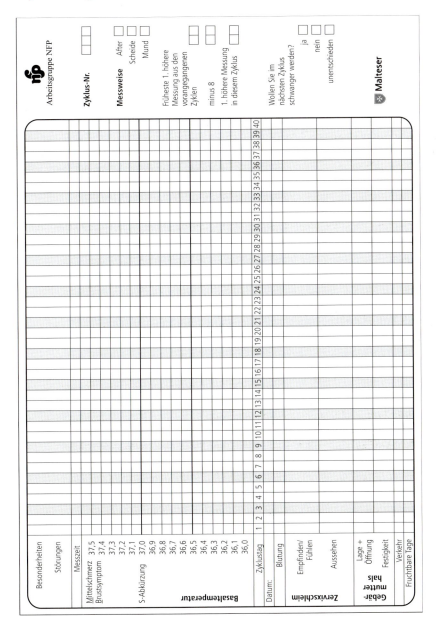

157

7 Weitere Informationen für Sie

Literaturtipps

Übungsheft zum Leitfaden:
Arbeitsgruppe NFP: Natürlich und sicher: Natürliche Familienplanung; Arbeitsheft. München, TRIAS, 2004, 5. überarbeitete Aufl.

Broschüren zur Erstinformation:
Fünf Fragen – Fünf Antworten: Natürliche Familienplanung.
Zu beziehen über: Malteser Köln

Eins plus eins gleich drei – Broschüre zum Kinderwunsch.
Zu beziehen über: Malteser Köln

Freundl G., Gnoth C., Frank-Herrmann P.: Kinderwunsch – Neue Wege zum Wunschkind; Gräfe und Unzer; 5. Auflage 2005

Stichwortverzeichnis

A

Abstillen 123
Adressen 153
Alkohol, Temperaturmessung 64
Amenorrhö 43
Ausfluss 90
Auswertung, Abschluss 79
Auswertungsfehler 101

B

Basaltemperatur 59
– Lebensgewohnheiten 64
– Messung 60
– Störfaktor 65
Befruchtung 27
Beratung 19
Beratungsmöglichkeiten,
  Nachbarländer 154
Blutung
– Auswertung, Wechseljahre 140
– Stillzeit 124, 128
– Wechseljahre 136
– Zyklusblatt 47
Blutungsstörung, klimakterische 136
Brustsymptom 95

D

Digitalthermometer, Besonderheiten 62 f

E

Eibläschen, wachsendes 30
Eibläschenreifung 40
Eibläschenreifungsphase, Verkürzung 135
Eierstöcke 28 f
Eierstockfunktion, Nachlassen 132, 134
Eileiter 28
Einnistung 33
Eisprung 30
– fehlender 42 f
– Phase danach 32
– unfruchtbare
– Phase 72 f
– Zeit, danach 148
– Zeitpunkt 39
– Schwankungen 81
– Zervixschleimentwicklung 56
Eisprungblutung 42 f
Eizelle, befruchtete,
  Entwicklung und Weg 33
Empfängniswahrscheinlichkeit
– Mittelschmerz 96
– Veränderung 101
Entbindung, fruchtbare und unfruchtbare
  Zeit 125
Erkrankung 68 f

F

Familienplanung
– natürliche 102
– Stillzeit 131
Familienplanungsmethode, Sicherheit 98
Follikelphase 39
Fruchtbarkeit
– Ende 134
– nach Geburt 120 f
– gemeinsame 26 f
– in der Stillzeit 120 f
– Wechseljahre 140

G

Gebärmutter 27
Gebärmutterhals (s. auch Muttermund)
– Auswertung 151
– der Selbstuntersuchung 94
– Stillzeit 128
– Wechseljahre 140 f
– nach Geburt 92
– Schwangerschaft 107 f - Selbstuntersu-
  chung 90 f

159

7 Stichwortverzeichnis

– Zusammenfassung 150 f
– Veränderungen 90 ff
– Zyklusblatt 93 f
Gebärmutterschleimhaut 28
Gebrauchssicherheit 99
Geburtstermin, voraussichtlicher,
　Berechnung 111 f
Gelbkörper 32
Gelbkörperphase 41
– verkürzte 42
Geschlechtsorgane
– männliche 29
– weibliche 27 f
– Gebärmutterhals 91
Gestagentherapie 134
Grundmuster der Unfruchtbarkeit 127

H

Hauterscheinungen 97
Herzrasen 133
Hitzewallung 133

I

Internet 154

K

Kalendermethode 21
Kinderwunsch 106 ff
– Zusammenfassung 151 f
Kinderwunschberatung 21
Klimakterische Beschwerden 133
Kontrolle, doppelte 72 f
Körpersignale, kennen lernen 19
Körperzeichen 17, 46 f
– Selbstbeobachtung 153
Krypten 27

L

LAM s. Regelblutung,
　stillbedingtes Ausbleiben
Lebensgewohnheiten

– Abweichungen 67 f
– Basaltemperatur 64
Lernphase, Temperaturmessung 62
Libido
– Veränderung 97 f
– Wechseljahre 133 f

M

Magersucht 43
Mehrzeichenmethode 98
Menarche 37
Menopause 132
Menstruationsblutung, letzte 132
Menstruationskalender 149
– vorliegender, Sonderregel 87
Messdauer, Zusammenfassung 146
Messung
– erste höhere 84
– Vorverlagerung 85
– früheste erste höhere minus 8 87
Messweise, Fehler 65
Messzeit 62
– späte 67
– unterschiedliche 66
Methode, symptothermale 16, 22
– Sicherheit 98 f
Methodensicherheit 99
Minus-8-Regel 80 f, 83, 102, 149
Minus-20-Regel 87 f, 149
Mittelschmerz 95 f
Motivation 101
Muttermund (s. auch Gebärmutterhals)
　90 ff
– Entnahme des Zervixschleims 92 f
– grübchenförmige Öffnung 91

N

Nebenwirkungsfreiheit 18
NFP-Anfängerin 87
– 5-Tage-Regel 86
– Zyklusblatt 88 f
NFP-Einführungskurse 153

Stichwortverzeichnis

O
Östrogen 30
- Wirkung 31
- Zervixschleim 53
Ovulationsmethode 22

P
Partnerschaft 18, 20
PCO-Syndrom 41
Pearl-Index 98 ff
- symptothermale Methode 100
Periodenblutung, Verwechslung 97
Phase, unfruchtbare – nach dem Eisprung 77 f
- Zyklusanfang 80
Pille, Absetzen 116 ff
- Methodenregeln 118 f
Postmenopause 132
Post-Pill-Amenorrhö 117, 135
Prämenopause 132
Prinzip der doppelten Kontrolle 72 f
Progesteron 32, 41
Progesteronphase 95
Prolaktin 120
Prolaktinspiegel, sinkender 121
Pubertät 37

Q
Quecksilberthermometer 61

R
Regelblutung, stillbedingtes Ausbleiben 129 f
- Regeln 131
Reisen, Zeitverschiebung 66

S
Samenzelle – reife 29
- Weg im weiblichen Körper 34 f
Schlafrhythmus 68
Schleimbeobachtung
- Auswertung, Zusammenfassung 144 f
- Kategorien 55
- Zusammenfassung 144 f
Schleimbild, nach Absetzen der Pille 116 f
Schleimhöhepunkt, Sonderfall 58
Schleimmuster
- individuelles 53
- verändertes, Wechseljahre 136
Schleimqualität 52
- beste, Zyklusblatt 54
Schleimsymptom
  (s. auch Zervixschleimsymptom)
- Auswertung 75 f
- Sonderregel 76 f
- erneut auftretendes 78
- Höhepunkt 57
- Auswertung 75 f
- Eintragung 145
- Stillzeit 126
Schmierblutung 47, 49
Schwangerschaft 33 f, 106 f
- Erkennen, Zusammenfassung 151 f
- Feststellen 111
- größte Chance 107
Schweißausbruch 133
Selbststudium 153
Selbstuntersuchung, Handhaltung 93
Sex, Schwangerschaft 108
Sicherheit 18
- beeinflussende Faktoren 100
Spannungsgefühl, Brust 95
Stillen
- Schwangerschaftswahrscheinlichkeit 121
- teilweises 125
Stillzeit 120 ff
- Auswertung der Temperaturhochlage 129
- Basisbeobachtung 127
- Beobachtung der Körperzeichen 122 f
- Blutung 128
- Familienplanung 131
- Gebärmutterhals, Auswertung 128
Stillzyklusblatt 124 f
Stressfaktoren 40 f

Stichwortverzeichnis

T

Tage
– fruchtbare 35, 79
– - Verkehr 108
– unfruchtbare 35, 77
– nach Eisprung 148
5-Tage-Regel 85 ff, 88 f, 102, 149
Temperatur
– Ablesen und eintragen 61
– Ausnahmeregel 75, 147 f
– Messung 59
– Stillzeit 122
Temperaturanstieg 59
– laufender Zyklus 73
– Zusammenfassung 147
Temperaturauswertung 74
Temperaturhochlage 32, 41, 59
– Stillzeit 129
Temperaturkurve, Auswertung 74, 147
Temperaturmessung
– erste höhere 84
– mögliche Störfaktoren 146
– rektale 60
– Zusammenfassung 146
Temperaturmethode 22
Temperaturniveau 59
Temperaturtieflage 32
– Störanfälligkeit 64
Thermometer 60 f
Trockenheit, Scheide 49

U

Unterstützung 19
Urlaub 68

V

Verhütungsmethoden, Sicherheit 98
Verkehr, Eintrag 80

W

Wassereinlagerung 97
Wechseljahre 132 ff
– Blutung 136
– Auswertung 140
– Gebärmutterhals, Auswertung 140 f
– Körperzeichen 135 f
– Methodenregeln 137
– subjektive Anzeichen 132 f
– Zervixschleimbestimmung 136
Wochenfluss 122 f
– Erliegen 127

Z

Zeitumstellung 66
Zervixschleim 49
– Aussehen 50 ff
– Auswertung, Stillzeit 125 f
– Beobachtung 49
– fadenziehender 51
– fehlender 90
– fruchtbare Tage 35
– früh auftretender 82 f
– Stillzeit 122 f
– unfruchtbare Tage 35
– Veränderungen im Zyklus 52
Zervixschleimauswertung, alleinige, Wechseljahre 137 f
Zervixschleimbeobachtung
– Auswertung, Zusammenfassung 144 f
– Eintragung 145
– Kinderwunsch 109 – Schwangerschaft 107
Zervixschleimbeschreibung, Abkürzungen 54 f
Zervixschleimbestimmung, Wechseljahre 136
Zervixschleimentwicklung, Höhepunkt 56
Zervixschleimmuster, verschiedene 57 f
Zervixschleimsymptom (s. auch Schleimsymptom), auffälliges 79

Stichwortverzeichnis

Zwischenblutung 96 f
Zyklus
– nach Absetzen der Pille 117, 119
– hormonelle Veränderung 31
– kurzer, Eisprung 39
– langer, Eisprung 39
– monophasischer 42 f, 135 f
– neuer, unfruchtbare Zeit 82
– regelmäßiger, Definition 37
– Temperaturverlauf 33
– unregelmäßiger 138 f
– Kinderwunsch 108
– Verkürzung 135
– weiblicher 30
– weitere Zeichen 95
Zyklusanfang
– Bestimmung der unfruchtbaren Zeit 148 f
– unfruchtbare Phase 80
Zyklusblatt 47 f

– Abschluss der doppelten Kontrolle 79
– früheste erste höhere Messung 84
– Gebärmutterhals 93 f
– Symbole 93
– Internet 154
– Kopiervorlage 157
– Stillzeit 124 f
– Temperaturwerte 61
– unfruchtbare Phase, Ermittlung 81 f
– Wechseljahre 141
– Zervixschleim 54
Zykluslänge 36 f
– Eibläschenreifung 40
– schwankende 38
Zyklusphase
– erste 39
– zweite 41
Zyklusregulierung, hormonale 134
Zyklusschwankung, Pubertät 38

Bibliografische Information
der Deutschen Bibliothek
Die Deutsche Bibliothek verzeichnet
diese Publikation in der Deutschen
Nationalbibliografie; detaillierte
bibliografische Daten sind im Internet
über http://dnb.ddb.de abrufbar

Umschlaggestaltung und Layout:
CYCLUS · Visuelle Kommunikation

Programmplanung: Uta Spieldiener
Lektorat: Anne Bleick

Bildnachweis:
Umschlagfoto vorn und hinten: Zefa
Fotos im Innenteil: Archiv der Thieme Verlagsgruppe

Zeichnungen: Christine Lackner

Gedruckt auf chlorfrei gebleichtem Papier

17. überarbeitete Neuauflage
Auflage 1–16 erschien in der Verlagsgruppe
Lübke GmbH & Co. KG

© 2000, 2005 TRIAS Verlag in MVS
Medizinverlage Stuttgart GmbH & Co. KG
Oswald-Hesse-Str. 50 · 70469 Stuttgart
Printed in Germany

Satz: Fotosatz H. Buck, Kumhausen
Druck: Westermann Druck Zwickau GmbH

ISBN 3-8304-3241-0   1 2 3 4 5 6

Wichtiger Hinweis:
Wie jede Wissenschaft ist die Medizin ständigen Entwicklungen unterworfen. Forschung und klinische Erfahrung erweitern unsere Erkenntnisse, insbesondere was Behandlung und medikamentöse Therapie anbelangt. Soweit in diesem Werk eine Dosierung oder eine Applikation erwähnt wird, darf der Leser zwar darauf vertrauen, dass Autoren und Verlag große Sorgfalt darauf verwandt haben, dass diese Angabe dem **Wissensstand bei Fertigstellung des Werkes** entspricht.
Für Angaben über Dosierungsanweisungen und Applikationsformen kann vom Verlag jedoch keine Gewähr übernommen werden. **Jeder Benutzer ist angehalten,** durch sorgfältige Prüfung der Beipackzettel der verwendeten Präparate und gegebenenfalls nach Konsultation eines Spezialisten festzustellen, ob die dort gegebene Empfehlung für Dosierungen oder die Beachtung von Kontraindikationen gegenüber der Angabe in diesem Buch abweicht. Eine solche Prüfung ist besonders wichtig bei selten verwendeten Präparaten oder solchen, die neu auf den Markt gebracht worden sind. **Jede Dosierung oder Applikation erfolgt auf eigene Gefahr des Benutzers.** Autoren und Verlag appellieren an jeden Benutzer, ihnen etwa auffallende Ungenauigkeiten mitzuteilen.

Geschützte Warennamen (Warenzeichen) werden nicht besonders kenntlich gemacht. Aus dem Fehlen eines solchen Hinweises kann also nicht geschlossen werden, dass es sich um einen freien Warennamen handelt. Das Werk, einschließlich aller seiner Teile, ist urheberrechtlich geschützt. Jede Verwertung außerhalb der engen Grenzen des Urheberrechtsgesetzes ist ohne Zustimmung des Verlages unzulässig und strafbar. Das gilt insbesondere für Vervielfältigungen, Übersetzungen, Mikroverfilmungen und die Einspeicherung und Verarbeitung in elektronischen Systemen.